YUKI'S METHOD
STRESS CLINIC

打たれ弱〜い
ビジネスマン
のための

ゆうき式
ストレスクリニック

精神科医
ゆうきゆう

Nanaブックス

◆まえがき◆

断言しても構いません。
この本を手に取っているあなたは、自分を「打たれ弱いと思っている人」です。

では「打たれ強い人」には、どういう人がいるのでしょうか。
その答えは、三つあります。

一つめは「鈍い人」。
殴られても痛みをあまり感じないように、生まれつきいろいろなものごとを感じる力が鈍い人です。反応が非常に鈍いため、ハタから見ていると「強い人」のように思えます。

ある意味、たまたま脂肪が厚いため、寒さを感じにくい人です。
しかしこれは、真の意味での強さではありません。

二つめが「ストレスを感じるけど、必死に耐えている人」。

表向きはストレスを感じていないように見えるため、周りから見たらやはり「強い人」のように映ります。

しかし、ただ単に「ガマンしている」だけですので、それこそ寒さをガマンしつづける人と同じで、最終的にどこかでカゼを引きます。

そして、最後の一つが、「ストレスを感じるけど、テクニックによって、それに対処する方法を身に付けている人」。

ストレスに敏感で、弱さも持っている。

しかし、その感情をうまくコントロールしたり、そのストレスの内容を片づけるテクニックを知っているため、つらいときにも上手に頑張り続けることができる。

これは、自分で暖かい服をつくれたり、カゼを引いてもすぐ効く治療法を持っているような人です。

そしてこのタイプの人こそが、本当の意味で、「打たれ強い」人です。

心の強さというのは、実は鍛えるものではありません。「身に付ける」ものです。

では、具体的にはどう身に付けるのか。
その答えは、この本の中にあります。

本書では、読みやすさを追求するために「対話形式」で書かれています。打たれ弱い人に代表的な悩みはだいたい網羅してありますので、冒頭からでも、あなたの悩みに合った箇所からでも、気軽に読んでみてください。

読み終わったあとで、あなたの日々が、大きく変化しているのに、気が付くはずですよ。

ゆうきゆう

登場人物紹介

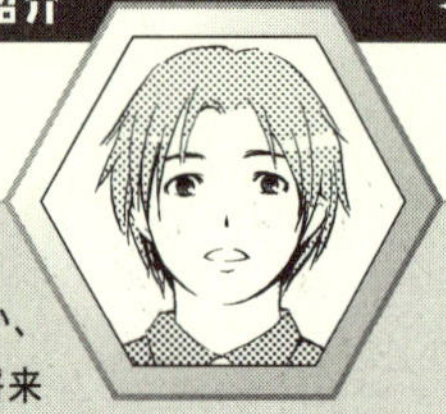

ゆき

仕事できない、モテない、将来に希望ナシという三重苦の三十代会社員。人材派遣会社『ダブル・ブッキング』勤務。生子との出会いにより、疲れた毎日に変化が現れる。さりげなくアキバ系。

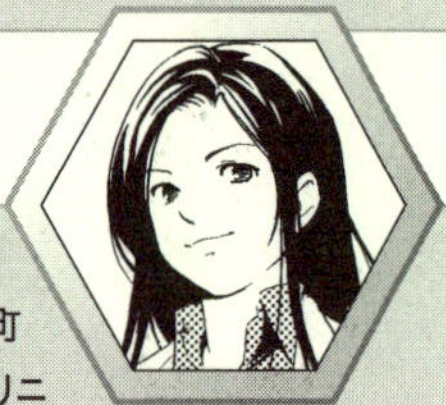

生子

新宿歌舞伎町のストレスクリニック『新宿の妹』を運営する精神科女医。趣味は「お裁縫とお料理とお洗濯です」というのが趣味。本当は大の苦手。しかし人を前向きにするのは得意中の得意。最近患者が減ってきたため、ある一計を。

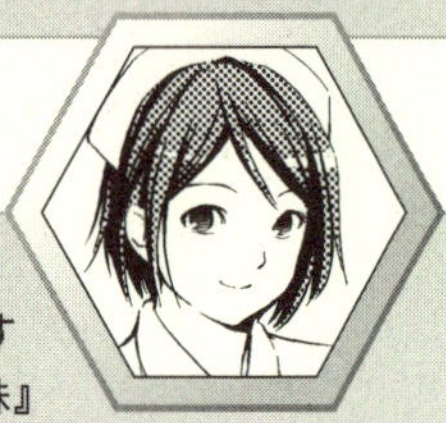

看護師

生子が運営する『新宿の妹』勤務のナース。登場回数はほとんどないが、適応能力は生子より高い。生子にとってのブレーキ的存在でもある。

打たれ弱〜いビジネスマンのための
ゆうき式　ストレスクリニック

目次

第2章 いつもお疲れ気味なあなたへ

第3章 いつもイライラしっぱなしのあなたへ

第4章 いつも楽しくないあなたへ

◆プロローグ◆

常に考える。
いまの自分は、本当に昔自分が望んだ自分なんだろうか。

僕の名前は、鈴木雪（すずき・ゆき）。雪の降る寒い日に生まれたから、雪。
人材派遣会社「ダブル・ブッキング」に勤め始めて、かれこれ10年になる。

今年でもう32歳だ。

夜は12時に仕事を終え、終電に乗って1時に家に帰る。
就寝するのは2時ころだ。
そして朝は5時に起きて、6時に家を出る。
もうこれが当たり前過ぎて、何も思わなくなった。

もちろん恋愛なんて、ここ数年ずっとしていない。

というか、全然うまくいった試しがない。

休みの日なんて、ただ家で寝ているだけで、趣味といえる趣味もない。

ネットでセクシーな画像を収集することが唯一の趣味だが、周囲に言ったところドン引きされたので、二度と言わないようにしている。

孔子は言った。

「吾れ十有五にして学に志ざす。三十にして立つ。四十にして惑わず。五十にして天命を知る。六十にして耳順《したが》う。七十にして心の欲する所に従って、矩《のり》を踰《こ》えず」

僕は昔から、孔子のこの言葉が好きだった。

あまりに好きで、彼を心の中で「孔子くん」とか、「孔ちゃん」と呼んでいた。

彼によれば、人は15歳で学問に志し、30歳にして立たなければいけないんだそうだ。

15歳のとき、僕は一生懸命勉強をしたのかもしれない。

成績も決して悪い方ではなかった。

しかし大学に入り、卒業に近づくにつれてどんどん落ちこぼれて行き、会社もいまのところに拾ってもらったようなものだった。


三十にして立つ。

僕は、ちゃんと立つのか。

……いや、もとい、立っているのか。


〝立つ〟というのは、自分の基本を確立して、自分とは何か、自分の今後はどうなるのかを明確に打ち出すことを言うらしい。

言ってみれば、大人としてのスタートラインに〝立つ〟ということだ。

自分はスタートラインに立っているのだろうか。

どう考えても、そうは思えない。


仕事をしても、達成感がない。

ミスも多い。

そのたびに怒られる。

自分がどんな仕事にどうかかわっているのかもイメージできない。

要するに毎日の生活に希望が持てない。

気が付くと、「宝クジで当たったら」なんてことばかり考えてしまう。
いま、この瞬間に日本が滅亡しても、何も悲しくない自分がいる。

僕が、その看板を目にしたのは、いま考えると、必然だったのかもしれない。
そのときの僕は、11時に会社を出られ、少しだけ時間が空いていた。
行きつけの店なんて気の利いたものはない。
僕は少しだけ、新宿の街を歩いてみた。

そのときだ。こんな立て看板が目に入った。

「『新宿の妹』は、こちら」

「新宿の母」、または「新宿の父」などなら、聞いたことがあった。
それなのに、「新宿の妹」。
というか、「○○の妹」という名称自体、はじめて聞いた。
百歩譲って「姉」なら、まだ分かる。

しかし、妹。さらに、新宿……。

さらにその立て看板は、風俗店やテレクラの立て看板の中に混じって置いてあるのだ。どう考えても即、撤去されても文句は言えないだろう。

何だろう、これは。

自分自身、気になってしかたない。

僕は気が付くと、その看板の示す方向に進んでいた。

そこには、古いビルがあり、ビルの入り口には、再び、同じ看板があった。

「『新宿の妹』、このビル二階」

そして端っこに、小さくこう書いてあった。

「アヤしくないよ！」

こう書いてあるのが、余計アヤしい。心からそう思う。

しかしそのときの僕に、そんなことを考える余裕はなかった。
飛んで火に入る夏の虫というのだろうか。
それが火だと分かっていても、好奇心という本能は消せない。
気が付くと、僕はビルの中に入り、エレベーターのボタンを押していた。

『新宿の妹』、あとはこのドアを開けるだけ！」

ドアの前には、やはりこう看板があった。端っこには、小さくこう書いてあった。

「ぜんぜんアヤしくないよ！　大丈夫だよ！」

結局、書いた本人が一番アヤしいと思ってるんじゃないか。
そんな気持ちを濃厚に感じた。

しかしもう、ここまで来たら、僕の気持ちを止めることはできない。
僕はそのまま、ドアに手を掛けていた。

「あの……」

そう言いながら、ドアを開けようとしたときのことだ。

「先生、本当にこんなんで、来るんですか?」

「来るわよ!」


女性が二人いるようだ。

もう一人の女性の、たしなめるような声が響く。


「だってホラ、いまってアキバ系が大流行じゃない!? 『妹』って書いておけば、脊髄反射的につられた男たちがやって来るわよ!」

「でも、来るのって、とにかく妹求めてるような男たちですよね……?」

「妹を求める男性ってことは、それだけ自分に逆らわない女性を求めてるってコト。それは、日常で強いストレスを抱えていて、いろいろ思い通りにいかないことによる反動……と考えられるでしょ? だったらすなわち、潜在的に『うつ』になりそうな男、にもそれは通じない?」

「まぁ、うまく行けばいいんですけどね……。とにかくこのクリニックの患者が減りすぎている現状に歯止めを……」

「シーッ!」

その瞬間、二人は僕に気が付いたようだった。


「あ、あの……」

「…………」

「すみません。帰りま……」

そう僕が言いかけた瞬間、「先生」と言われた女性は、こう言った。

「は……初めまして！　お兄ちゃん」

「え？」

いまさら。というか、「お兄ちゃん」なのに「初めまして」。

この言葉の矛盾について、彼女は何も感じないのだろうか。

声の方向を見ると、美しい女性が、白衣に身を包んで立っていた。

知性的で、でも子供のようなあどけない瞳。

髪は黒く、美しい。

年は20代にも見えるし、30代にも見える。
しかし彼女はなぜか、頭に小学生の女子が付けるようなリボンを付けていた。
それだけが、激しい違和感を発している。

「お、お兄ちゃん！」

声が少しうわずっているように聞こえる。
おそらく、こんな言い方をしたのは、本当に初めてなんだろう。

「きょ、今日は、どうしたの？」

いや、それはこっちのセリフだ、と思った。

「な、何なんですか？　ここは……？」

その瞬間、側にいたもう一人の女性が、言った。

「ここはね、疲れた『お兄ちゃん』を、癒してあげる場所なんです」

彼女はナースの恰好をしている。

立ち振る舞いからして、本当にナースなんだろう。

彼女は「先生」よりも練習しているのか、発声がより自然に思える。

しかしナースなのに「お兄ちゃん」を連発しているのが、ありえないくらいにアヤしい。

僕は言葉の内容に気が付くのに時間がかかったが、慌てて聞き返した。

「疲れた『お兄ちゃん』……って、僕のこと？」

「うん。顔からして分かるわ」

先生が、すぐに答えた。

「…………」

「疲れてるよね？　仕事にも恋愛にも、何ら希望を見い出せないでしょ？」

確かに。

あまりにハッキリ言われるのが少しイラッと来るが、確かに事実ではある。

「私はね、そんなお兄ちゃんに、やすらぎと幸せを……」

「………」

「って、お兄ちゃんって話すの、もう限界だから、やめていい？」

だったら最初からしないで欲しかった。

僕は心からそう思った。

ナースが言う。

「先生、普通に話しちゃうんですか？」

「えぇ。もうつれたから、いいでしょ？」

つれた、って。

「ちなみに私、こういう者よ」

彼女は名刺を渡してくれた。

「精神科医　堂道 生子」


そこには、こんな字が書いてあった。

名刺の横には、顔を真っ赤にしたプリクラの写真が貼ってあった。


「あの、これは」

「あ、カワイイかな、と思って。この前に酔ったときに勢いで撮ったの」

「……。ちなみにお名前、何てお読みすれば……」

「名字？　堂道（どうどう）よ」

「いや、そっちじゃなくて、下の方」

「それは、ナイショ」

「……」


ナイショにする意味があるんだろうか。

僕は心からそう思った。

「ま、私の診察がすべて終わったときに、教えてあげる」

いや、診察を受けると決めてないんだけども。

「い、いや僕、もう、帰りま……」

「本当に、いいの？」

「え？」

「『お兄ちゃん』とか『妹』とかなんて、キッカケに過ぎない。大切なのは、あなたが私のこのクリニックに訪れたこと。そしてそのあなたが、たくさんのストレスを抱えているということ」

「！」

彼女の言葉に、僕の動きが止まる。

「あなたの希望は、何？　そして明日の朝起きるのは、何のため？」

「…………」

理由。僕が起きる、理由……。

仕事は退屈で、疲れるだけだ。

恋人もいない。趣味もない。

唯一の楽しみは、休日に眠ることだけだ。

一体僕は、何のために、起きて、何を思い描きつつ、夜に眠るんだろう。


「あなたの毎日は、何のためにあるの？」

たたみかけてくる質問に、僕は言葉を失う。

「でも、そんな毎日を、私が変えてあげられる、と言ったら？」

「!!」

彼女の言葉は真剣で、さっきまでの「お兄ちゃん」と言っていたときの不安さは、カケラもなかった。

その瞳には、何とも言えない真実味があった。

「ただ、私の話を、毎晩聞きに来なさい。そうすれば、あなたの明日を、大きく変えてあげられるわ」

僕は思わずノブにかけた指を下ろし、彼女の方に向き直った。

「き、聞かせてください」

「その前に、このリボン、取っていい?」

聞かなくていいから、早く取ってください。

僕は瞬時に、自分の決断に不安になった。


これから始まるお話は、すべてこのクリニックでのできごとである。

第1章

いつも
ヘコミがちな
あなた
へ

失敗が恐くなくなる方法

生子「じゃあ、まずはこれをあげる」

彼女はそう言いながら、たくさんのカードを見せてくれた。

ゆき「は?」

僕はそう言いながらカードを受け取る。
そこには、何も書いていない。

生子「いまから、あなたの悩みをすべて、ここに書きなさい」
ゆき「は?」

生子「あなたの、悩みよ」
ゆき「わ、分かりました」

そして僕は一つひとつを書き始める。
お局様に、対人関係に、気持ちの持ち様に……。
考えれば考えるほど、次々と生まれてくる。
それを見ていた先生は、こう言った。

生子「108枚くらい、いる?」

いや、そんなにいらないから。ていうかそれ、煩悩の数だから。
僕はそう思いながら、次々と書き出していった。

ゆき「どんな悩みでもいいんですか?」
生子「えぇ。私に解決できない悩みはないわ」

先生は、そう言い切った。

僕は微妙な気分になりつつも、一つひとつペンを進めた。
こんなところ、だろうか。

ゆき「はい、どうぞ」
生子「ありがと」

するとすべてを眺めつつ、彼女はこう言った。

生子「じゃ、最初はどれにしようかな」

彼女は目をつぶり、そのうち一つを選び出す。
そこには、こう書いてあった。

「失敗が恐くて、告白できない」

生子「……」
ゆき「……」

生子「最初から結構ディープね」
ゆき「返す言葉もありません」

ヤッちゃったイタリア人の気持ち

生子「じゃあ突然だけど、ゆきくんは『ロット』というクジ、知ってる?」
ゆき「はい。90の数から5個の数を選んで、その組み合わせによって当選番号を決めるという、日本で言う『ロト・ミニロト』と同じシステムのやつですよね」
生子「そう。これが、2005年1月ころから、イタリアで問題になっているの。というのもこのクジ、実は20カ月(178回)近く『53』という数が当選番号になっていないの。さて、ここで聞くけど、ユキくんは、次のどっちを選ぶかしら?」

A　次こそは、53が来るに違いない!

B　次も、53は来ないに違いない!

ゆき「う〜ん。コレ、僕の悩みと関係あるんですか?」
生子「関係あるかないかを決めるのは、誰?」
ゆき「……」
生子「続けるわよ。この答えは、AもBも正解ではない」

ゆき「?」

生子「53がいままでに出ていてもいなくても、今回の抽選には、まったく関係はないわ。だから、53が出るか出ないかは、やはりまったくの運」

ゆき「運?」

生子「そう。『来るに違いない!』『来ないに違いない!』という思考はただのカンに過ぎず、根拠がある答えではないわ。しかし。イタリアの方たち、やっちゃったの。彼らのうち一部の人は、『次は絶対53が来るに違いない!』って考えをしたそうよ。

さらには、こんな人たちも実際いたらしいわ。

◎ 家計を全額53に投じた女性が自殺

◎ 53に賭けるため、勤務先の銀行から100万ユーロ(約1億4000万円)を持ち出した行員が逮捕

◎ 53に賭け続けたため借金が膨らんだ55歳の男性が、妻と子を殺害したうえ自殺

ということだったそうよ」

ゆき「……ていうか、やり過ぎでは。確かに『次は出る!』という気持ちは分からないでもありません。しかしだからといって、そこまで賭けなくても」

生子「そうね。それに対して、ある消費者団体は、しばらく53を賭けの対象番号から外すべきだ、と訴え始めているそうよ」

ゆき「それ、根本的な解決になっているのかどうなのか。主張の方向が微妙に違うような気がします」

生子「いい。このような『〇〇が出ていないから、次は出るはず！』というような思考を、心理学では**『ギャンブラーの誤謬《ごびゅう》』**と呼ばれているわ」

ゆき「誤謬？」

生子「誤謬とは、『一見正しく見えるけど、間違った推理』のこと。多少ギャンブルに自信がある人ほど間違えやすいので、注意が必要ね」

ど、どうしてそこまで？

ゆき「なるほど。そうは言っても、普通に考えて、さすがにクジにそこまで大量のお金を掛けるのは、行き過ぎではないでしょうか」

生子「通常、当たるかも……程度で、1億円以上を盗んでまでつぎ込もうとは思わないはず」

ゆき「そうですよね」

生子「そう。おそらく彼らは、『当たるに違いない！』という強い確信に支配されていたからこそ、そこまでのお金をつぎ込んだに違いないわ」

ゆき「それは、一体どうして？」

生子　「似たような話で、こんなエピソードがあるわ」

ゆき　「はい」

生子　「ときは1989年12月。アメリカのニューマドリッドで、気象予報士であるブラウニング氏が『**1990年12月3日に、50%の確率でマグニチュード7の大地震が起きるだろう**』と予言したの」

ゆき　「50%の確率で起こるだろう、というのは果たして予言になっているのかどうなのか」

生子　「……」

ゆき　「……。す、すみません、続けてください」

生子　「普通だったら、『はいはい』という程度の予言内容よ。実際に当時の地質学者も『根拠のない予言だ』と言ったそうよ。しかしアメリカ中西部のテレビ局は、『これは面白い！』とばかりに、何度も何度もその内容を放送したの」

ゆき　「ふ～む」

生子　「すると、その結果、視聴者たちはそのことを信じて大騒ぎ。地震保険が売れに売れてしまったり、学校が臨時休校になるなど、『地震パニック』が起こったらしいの」

ゆき　「大変な騒ぎになってしまったんですね」

生子　「そう。実際にそのときの調査では、約80%もの人が、『地震は起こるだろう』と答えたの。しかし、もちろん、というか、案の定地震は起こらなかったわ」

ゆき「そうなんですね」
生子「では彼らは、どうしてそこまで信じてしまったと思う?」
ゆき「さっきの53マジックと同じですか……」

何度も見てたらその気になって……

生子「そう。心理学には、実際に『**単純接触の原理**』というものがあるの。人は、同じ人の写真を何枚も見ているだけで、その人に対して好意的な気持ちになってくるというもの」
ゆき「なるほどぉ……」
生子「そしてこれは、ニュースの信憑性に関しても同じ。**どんなニュースであっても、手を変え品を変え何度も何度も目にすると、つい『これは本当のことなんだ』と人は思ってしまう**のよ」
ゆき「へぇ~」
生子「実際にこんな実験が行われたわ。ある一つの内容について、『10種類の主張が録画されたテープ』と『3種類の主張が録画されたテープ』をいろいろな人に見せた場合、『その内容が正しい』と思う確率はどっちが高かったと思う?」
ゆき「ということは、『10種類の主張が録画されたテープ』かな」

生子「そう。前者の方が、見た人が、その内容が正しい、と思う確率が高かったの」
ゆき「何度もその情報に接することで、つい信じてしまうわけですね」
生子「そう。これは、日本のテレビ番組でも同じこと」
ゆき「よくテレビに出る占い師などを何度も見ているうちに、『もしかして、正しいのかな……?』と思う人が増えちゃうのと同じことかな?」
生子「その可能性も大きいはず。ただ、それだけのこと」
ゆき「なるほどぉ」
生子「先ほどの話に戻るわね」
ゆき「はっ、はい」
生子「事実は、20カ月近く53という数が当選番号になっていない、ということ。この話を、ゆきくんに、1回か2回ほど話したところで、そこまで信じないでしょう。いくら、ゆきくんでも」
ゆき「いくら、って……いくらなんですか、僕は?」
生子「でも現場にいたイタリア人は、違ったわ。この事件が浮上したのは最近のこと。しかし、それまでに何度となく、そんなニュースを聞いてきたはず。
『現在まで170回連続で53が出ていません! 次はどうなるか……?』
『今まで173回連続で53が出ていないです。次はどうでしょう!?』

『期待できるかもしれません！』

『なんと現在まで177回連続で53が出ていなーい！』

『次こそは分かりません！　さぁ、あなたはどうしますか!?』とね」

ゆき「こ、こんなニュースや情報が、抽選のたびごとに頭に入ってきたら、ほとんどの人が確信してしまうのでは」

生子「そういうことになるわね。また、特にこれは重要なんだけど、**人間は『自分だけは特別』と思ってしまうもの**。もちろん、私って人間は特別中の特別よ」

ゆき「……ある意味、そうですね……」

生子「たとえば単なる確率であっても、自分の意志で変えられる、とまで信じてしまうわけ。これを心理学では『**コントロール幻想**』というの」

ゆき「うん」

生子「すなわち確信を抱けば抱くほど、人々はたくさんのお金を賭ける。実際にクジというものは、賭ければ賭けるほど胴元が儲かるようにできているわ」

ゆき「なるほどぉ……」

生子「このクジを運営しているのはイタリア国家なの。だから、そのことを無意識に知りつつ、ひたすら『次は当たるかも……！』というニュースを黙認していた可能性は大ね」

ゆき「えーっ！」

生子　「実際に、日本でのギャンブルとして有名なのは、パチンコ、パチスロ。これも、たくさんの攻略雑誌が売られているでしょ」

ゆき　「うん、うん」

生子　「それを読んで攻略法や『こうすると勝てるらしい！』という記事を何度も目にするたびに『そうか！』と思い、そしてさらにお金をつぎ込む……。そんな連鎖は日本中で起こっているはず」

ゆき　「そうだったんですね……」

何度も何度も繰り返してね

生子　「ここまでをまとめるわね。**人間は、どんな内容の話でも、手を変え、品を変え何度も目にすると、ついそれを信じ込んでしまうようになる**、ということ。そして信じ込んでしまった人は、無意識にそれにのめり込む行動をする可能性も高くなるわ。すなわちこれらを応用すれば、誰かへの告白も、確実に成功率がアップするということ」

ゆき　「！」

生子　「私にはこんな戦略は不要だけど」

ゆき　「と、とにかく、話を進めてください！」

生子「だから、**大切なのは、とにかく『好きです』だけで終えないこと。相手がその言葉に返答するのを待つだけでなく、その間に、とにかく『どう好きなのか』を、いろいろな面から語ることよ**」

ゆき「うん、うん」

生子「具体的には、『過去のゆきくんの体験と感情』でいいわ」

ゆき「そ、それは、どんな……」

生子「いままでの一つひとつ、小さなエピソードを何個も何個も語るの。

『最初に会ったとき、覚えてる？ あのとき、僕変なしゃべり方してなかった？ あれ、**すごく意識しちゃって、ほとんどしゃべれなかったんだ』**

『前に資料を貸してもらったことあったよね？ あのときも、**何かお礼ほとんど言えなくて、ごめん。意識しすぎて、何も言えなかったんだ』**

『そういえば、昔カラオケで歌ってたよね。あのときも、すごくいいなぁ……って思っ**てたんだ。そのときはもちろん言えなかったけど』**

ってね」

ゆき「ふむ、ふむ」

生子「これらはすべて、結論としては『あなたを昔から好きだった』ということ。切り口を変えているけど、どれも内容は同じ。**だけど、何回も繰り返すことで、相手の心の中で、**

信憑性はより高まっていくはずよ」

ゆき「な、なるほど」

生子「特に**人間は、『私はこう感じた』というような体験談で語られると、その情報がより深く強く感じられるものなの。さらに大切なのは『失敗談』とからめること**。『好きだからこそ意識して、うまく○○できなかった』という話し方をして。ゆきくん自身、失敗談というのは、よく覚えているでしょ。あなたの場合、失敗談しかないかもしれないけれど。とにかく失敗談ゆえに、話しやすいはず」

ゆき「……い、いっぱい覚えています……」

生子「これによって、すべての失敗を、相手への好意として結び付けることができるはず。そう思えば、相手の前で失敗することも、もう恐くなくなるんじゃない？」

ゆき「は、はいっ！」

生子「もちろんこれは、結婚している人同士でも使えるわ。

『前から言えなかったけど、いつもありがとう。以前に○○してもらったときも、本当はすごく嬉しかったんだ』

『あのときあなた、○○してたよね。私、笑ってたけど、そのときあなたのこと、すごく〝いいな〟って思ったんだ』

このように過去の体験を、何個も話してあげること。それだけで、相手の態度は確実にプラスになっていくはずよ」

ゆき「な、なるほどぉ〜」

いろいろな角度から見せてあげて

生子「さらにこの方法は、自分自身にも使えるわ。とにかくパソコンの中などに『**嬉しいことメモ帳**』を作るの。そして何か嬉しいことがあったら、それを一つひとつメモしていくのよ。

『やった！　○○ちゃんからメール来た！』

『よしっ！　給料が三千円アップした！』

どんなに小さくてもいいので、これらを一つひとつマメに書いていくこと」

ゆき「……」

生子「そして**どうしてもネガティブな気持ちから抜け出せないときは、それを見るようにするの。自分は、嬉しいことに囲まれている、一つひとつは小さくても、何種類もの情報があるだけで、気持ちも『あ、何かいいこともあったじゃん』という方向に説得されていくもの**よ」

ゆき「たくさん応用ができますね」

生子「そうね。時間があったら、試してみて」

生子「よって今回の話をまとめるなら、**誰かを口説くときは、とにかく同じ内容を、いろいろなエピソードから語ること。また、自分のことを好きになるエピソードを、何個か書いておくこと。**相手に、そしてあなた自身に『自分の中の思い出のアルバム』を見せてあげて。その思い出の一つひとつが、ネガティブな心をきっと癒してくれるはずよ」

ゆき「分かりました」

たとえ自分みたいに失敗ばかりの人生でも、好きな人には自信を持って、一つひとつのエピソードを大切に話してみよう。

僕はそう固く誓った。

✦ゆうきの出るまとめ✦

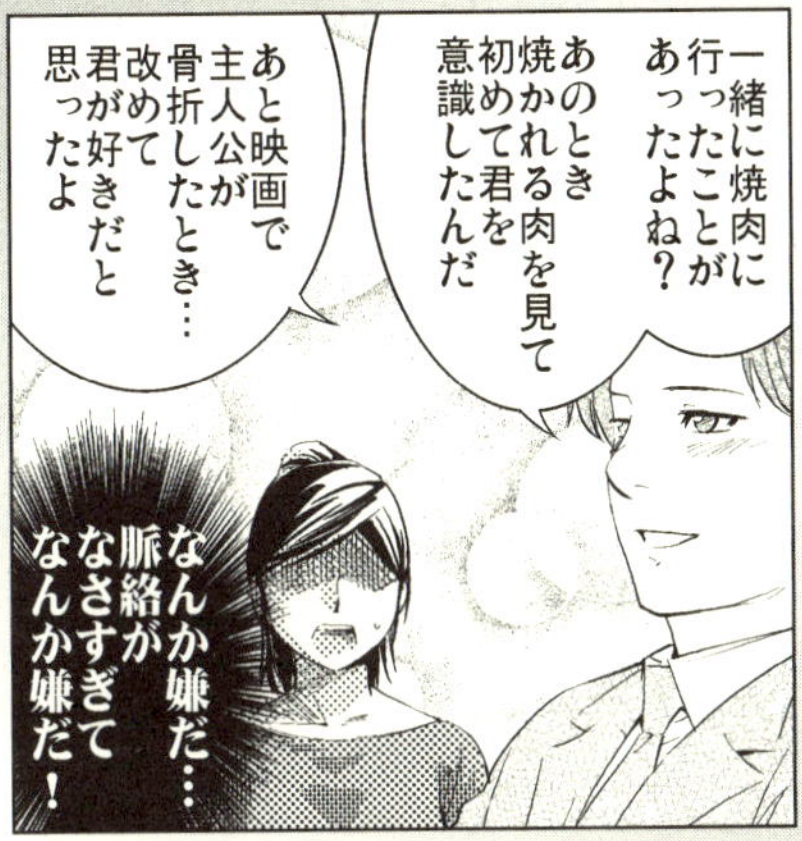

一緒に焼肉に行ったことがあったよね？
あのとき焼かれる肉を見て初めて君を意識したんだ
あと映画で主人公が骨折したとき…改めて君が好きだと思ったよ
なんか嫌だ…脈絡がなさすぎてなんか嫌だ！

1. 意中の人への気持ちも、角度を変えて何度も繰り返し伝えているうちに、必ず信用してもらえるようになるもの！
2. ネガティブな気分から抜け出せないときは、嬉しいことをこまめにまとめた「メモ帳」をつくり、自分は「これだけ嬉しいことに囲まれている」と思い出すこと！
3. 誰かを口説くときも、上記の「メモ帳」を活用し、相手との嬉しかったエピソードを様々な角度から伝えるようにするとより効果的！
4. たとえウソですら、何度も繰り返せば真実のようになるのだから、心の中の「本当の気持ち」を大切にすべき！

❖ 気持ちい〜いコラム1 ❖

ナチスの宣伝相であるゲッベルス（1897〜1945）は、こんな言葉を残しています。

『どんな嘘も、100回伝えれば、それは真実となる』

本文中の地震の例のように、たとえそれが真実でなくても、何度も語られるだけで、人はつい信じてしまうもの。そう、たとえそれが嘘であってもなんです。

嘘ですら100回で真実になるのですから、あなたの心の中にあるのが真実の気持ちなら、なおさら相手に信じてもらえるはず。

嬉しかったこと、悲しかったこと、初めて相手を見た瞬間の気持ち、二人で最初に話したときの喜び、何かを一緒にやったときの、幸せな気持ち。その一つひとつの思い出は、確実にあなたの中に存在しているはずですから。

どんな言葉でも構いませんし、うまく言う必要なんてまったくありません。

そのときに存在していた気持ちを、ただ言葉にすることが大事なんです。

いま、あなたの中にある気持ちを、どうか大切にしてみてくださいね。

ココロの処方箋
メソッド 02

ロゲンカで負けてばかりなら……

生子「じゃ、今日のは、そうね……」

そう言いながら、先生はカードを一枚一枚見ていきました。

生子「今日はちょっとライトなものにしましょうか」
ゆき「は、はい」
生子「では、これね」

「苦手なお局様に、いつもロゲンカでやり込められてしまう」

生子「なるほどね……」

ゆき「はい……」

男と女はどこが違うの!?

ゆき「職場で、恋人同士で、夫婦同士で、異性相手に口ゲンカをすることがあると思うんですけど、たいてい、女性の方がほぼ強いじゃないですか。これは一体なぜなのでしょうか」

生子「その理由を心理学的に考えてみましょうか」

ゆき「ぜ、ぜひっ。ぜひお願いします！」

生子「じゃ、まずはクイズね」

ゆき「は？」

生子「一般的に、女性の方が口ゲンカに強いのは、なぜだと思う？」

ゆき「……」

生子「次の三択から選んでね。

1　論点と関係ないことを話すから

2　論理力が高いから

3　男が優しいから

さぁ、どれ？」

ゆき「……う、うーん……」

生子「じゃあ、解説するわね。男性と女性は、それぞれ考え方が違うと言われているわ。男性は、『事実』を中心に記憶を組み立てて、しかし女性は『感情』を中心に記憶をすると言われているの」

ゆき「はい」

生子「たとえば男性の場合、

『前に遊園地行ったなぁ。あのときは楽しかった。遊園地と言えば、ジェットコースターってコワイよな』

というように考えるの」

ゆき「……」

生子「逆に女性の場合は、

『前に楽しいことがあったなぁ。あれは遊園地だったかな。楽しいと言えば、表参道でランチをしたときも楽しかったわねぇ』

と考えるものなのよ」

ゆき「な、なるほどぉ……」

生子「この差、分かる？」

ゆき「……ば、場所の違いでしょうか」

生子「……」

ゆき「……」

生子「実は、この違いは、『思考』においても同じなの。すなわち口ゲンカのとき。男性は事実を中心に思考をするの。たとえば、よくこういう言い方になるでしょう。

『お前のその行動はおかしい！　……どうおかしいかと言うと……。そうだ、そう言われたら、相手がキズつくだろう？　……キズついたら、俺も仕事がしにくくて……』

というふうにね」

ゆき「うん、うん」

生子「男性は、事実・論理から組み立てようとするから、いろいろと考える必要があり、発言に時間がかかるの。逆に女性は、感情で連鎖させて会話をする。

『あなたのその言い方ってヒドくない？　ヒドいといえば、前にもそういう言い方してたよね？　あのときも直してくれなかったし！　だいたい私の友達の話をしたときも……！』

というように、論理に関連が無いため、立て板に水のように、次から次へと言葉が出てくるのよ」

ゆき「は、はぁ……」

生子「男の口ゲンカが『100字で書く小論文』なら、女の口ゲンカは『日記』なのよ。どちらの方が気楽に書けるかは明らかでしょう」

ゆき「はい。まさに『日記』です」

生子「そう。また討論などでは、とにかく〝発言量の多い人間〟の方が〝雰囲気的に勝っている〟と見なされることが多いとされているわ。テレビではとある占い師やとある司会者が、いろいろなゲストを言い負かしているように見えるけど、あれはただ単に、〝相手に話させていないから〟というだけなのよ」

ゆき「な、なるほどぉ……」

生子「ゆきくん、冒頭の質問の正解は何番になる?」

ゆき「正解は1番です」

生子「そう。よく分かったわね。そして、ここから対策。よく聞いてね」

言い過ぎたら、包み込んで

生子「もしあなたが男性で、女性との口ゲンカで負けそうになったときは『いやいや、それはいまの本題とは関係ない!』と思い直すクセをつけておくこと。それだけでもずいぶん違うわ。もし可能であれば、『ちょっと話を戻そう』と言ってみればより効果的。たとえそれが言えなくても、何よりも気分的に負けない、ってことにはなれるはず」

ゆき　「はい。がんばります」

生子　「逆に女性の場合なら、口ゲンカで男性に勝つのはそんなに難しいことではないわ。男は思考に時間がかかって少ない言葉しか言えないから楽勝。しかしその場合でも、**『あまり関係無いことを言い過ぎていないか』ということを考えてみること。男の気持ちを言葉で抑え込んでも、相手はストレスを溜めるだけ。関係はより悪化してしまうから、あなたが一を話したら、相手にも一を話させてあげることを心がけてみることが大切**よ。どうか覚えておいて」

ゆき　「分かりました」

✦ゆうきの出るまとめ✦

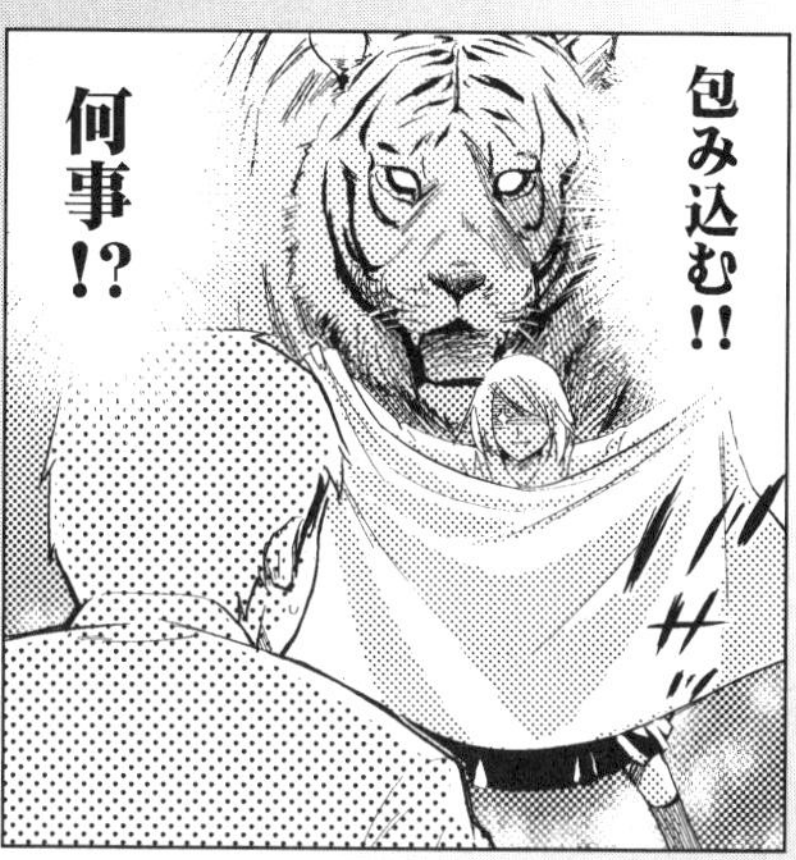

5 男性は「論理」、女性は「感情」で記憶や思考をする生き物である!

6 それ故、女性の方がスラスラと言葉が出てくるのは当然!

7 あなたが男性で、ロゲンカで異性に負けそうなら「相手の言っていることは本題とは関係ないのでは?」と考えること!

8 あなたが女性なら、相手を言葉で抑え込むだけではなく「包み込む」ことを意識すること!

ココロの処方箋メソッド 03

相手に興味を持ってもらえないなら……

生子「それじゃ、今日のカード行くわよ」

先生は、いつものように一枚のカードを引きました。

「相手にまるで興味を持ってもらえない」

カードにはそう書いてありました。

生子「……深刻よね、あなたの場合」

ゆき「深刻です……。我ながら」

夢を語りながら、してみて

生子「ところで、ゆきくんは『三人のレンガ職人』という話を知ってる？」

ゆき「い、いいえ」

生子「それじゃ教えてあげるわね。あるところに、三人のレンガ職人がいたの。そしてある人が、レンガを積んでいるその三人に近づいて、聞いたの。
　『いま、何をしているんですか？』
　すると一人はこう言ったわ。
　A『見たら分かるだろう？　レンガを積んでるんだよ』」

ゆき「うん」

生子「もう一人はこう言った。
　B『時給1000円で働いてるんだよ』
　最後の一人はこう言ったの。
　C『立派な教会を造ってるんだ。これができたとき、子供たちが喜ぶのが楽しみなんだよ』」

ゆき「うん」

生子「さて、ゆきくんはどの人がもっとも魅力的に思える？」

ゆき「言うまでもありません。Cの人です」

生子「そう。このように、**『自分の仕事』について明確なビジョンがあって、そしてそれをプラスに受け入れているということは、何より人の気持ちを惹き付ける**の」

ゆき「な、なるほどぉ……」

生子「目の前の仕事そのままでしか認識していない人や、お金に換算することしか考えられない人より、ずっと魅力的よ。まぁ、どれも私よりは劣るけど」

ゆき「……ですか……」

生子「実際に、英国の心理学者であるコーエンは

『自分の仕事に誇りをもって、それをイキイキと語る人は魅力的に映る』

と発表しているわ」

ゆき「そうなんだ～」

生子「これは冒頭の問題の場合も同じ。『いまやっていることの延長上には、何があるのか』を、相手に明るく語ること」

ゆき「ふむ、ふむ」

生子「合コンとかならば、裁判所ではないので、気軽な将来像を話したからといって、誰かに責められることはないでしょ」

ゆき 「そうですよね！」

生子 「そう。

『芸術家になるために頑張ってます！』

『通訳になるために勉強してます！』

『法律家めざしてます！』

というように、わかりやすくビジョンで語った方が、

『音楽について学んでます』

『法学部の学生です』

なんて言うより、よっぽど相手に与えるインパクトや親近感は断然、強まるわ」

ゆき 「僕みたいな、普通のサラリーマンの場合は……」

生子 「そうね。これは、すでに仕事をしている人でも同じ。イキイキとした言い方に変えてみて。

『銀行員』⇩『日本経済のために、お金を預かってます！』

『派遣社員』⇩『あらゆる仕事のお助けマンとして頑張ってます！』

『マンガ誌編集者』⇩『子供（大人）に夢を与える本を作ってます！』

内容は何でも構わない」

ゆき 「！」

生子 「これだけで、ゆきくんの印象はかなり強くアップするはずよ」

ゆき 「!!」

生子 「また、相手が『え、それ何の仕事?』となれば、結果的にゆきくんへの興味にもつながるわ」

ゆき 「たった一言の言い換えで、相手に与えるインパクトは大きく変わるんですね」

もう一段相手も掘り下げて

ゆき 「たとえば、僕が逆の立場だったら……」

生子 「そうね。やや応用になるけど。これは逆でも同じ。相手が、

『○○です』

『△△を学んでいます』

と言ったら、**そこに強い興味を示すことが大事**」

ゆき 「なるほどぉ……」

生子 「たとえば、

『医者って、何科の先生なんですか?』

『営業って、どんな種類のものを営業されているんですか?』

『音楽は、どんなジャンルをやっているんですか?』

このように**相手に対してもう一段掘り下げた質問をするだけで、会話は大きく広がるものなのよ」**

ゆき「そ、そうなんですね」

生子「結果相手も嬉しく感じて、会話全体の雰囲気がポジティブになるでしょ。『聞いたら悪いな……』なんて考えていては、全体的に空気が縮こまってしまう。とにかく興味を持って、質問していくこと」

ゆき「!!」

生子「これが一番のコミュニケーション術よ」

ゆき「だだだ、だったら、スリーサイズは……?」

生子「それは聞いてはいけない質問だから」

ゆき「……了解しました」

……みなさん、どうか覚えておいてくださいね。

ゆうきの出るまとめ

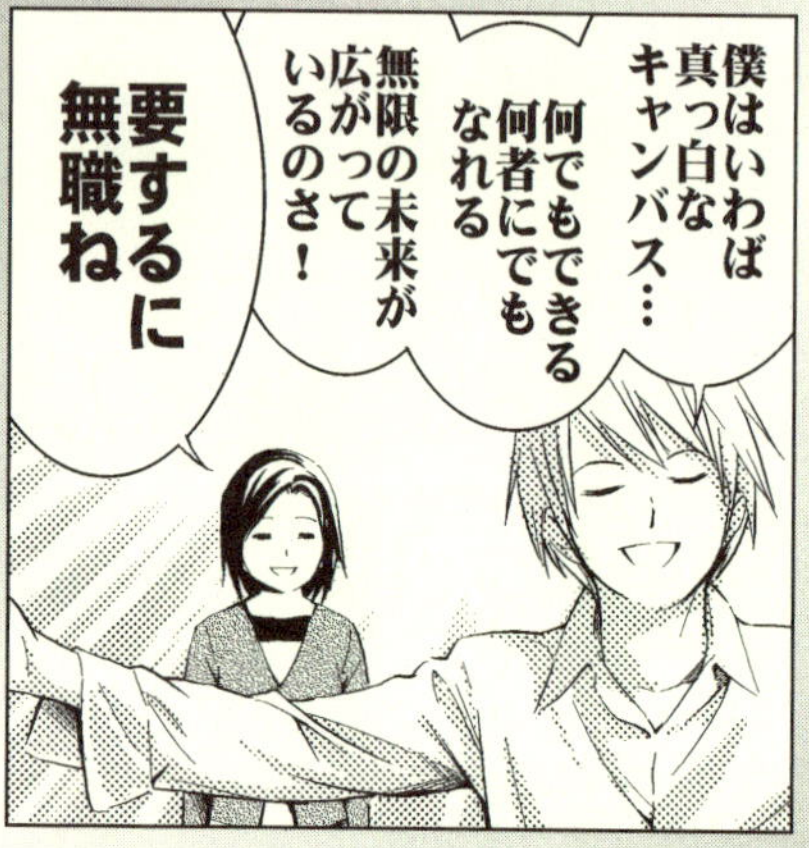
僕はいわば
真っ白な
キャンバス…
何でもできる
何者にでも
なれる
無限の未来が
広がって
いるのさ！
要するに
無職ね

9 誰かに自分をPRするときにはイキイキとした「夢を語るような言い方」に変えてみること！

10 それだけで相手の自分への印象は格段に変わるはず！

11 逆に、相手の話を聞くときも、一段掘り下げた質問を常にするように心がけること！

12 これだけで会話は大きく広がっていくはず！

❖気持ちい〜いコラム２❖

思い出してみてください。

あなたがいまの学問を学んでいるのも、あなたが現在の仕事に就いているのも、もともと、あなたに強い夢があったからのはず。

たとえ妥協を重ねてたどり着いた地位や状況だったとしても、そこには必ず、あなたの夢のかけらが残っているはずよ。


理系、文系、体育系、接客業、サービス業。

あなたの夢と、ぜんぜん関係ない仕事や学問に就いている人なんて、そうそういないはず。


いまのあなたの根底には、必ず心の中の何らかの夢が投影されているものなのです。

だから、そのときの気持ちを、もう一度思い出してみてください。


「私は、○○がしたくて、いまの勉強をしている」

「僕は、△△をやりたいから、この仕事に就いているんだ」

そのことを、自分の中で繰り返すだけで構いません。
そう考えるだけで、いまの仕事や勉強への気持ちもずっとずっと変わるはずですから。

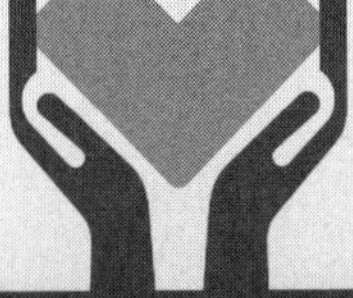

第2章
いつもお疲れ気味なあなたへ

ココロの処方箋メソッド 04

緊張すら楽しむテクニック

生子「それじゃ今日もカードを引くわね」

「緊張しちゃうと何もかもうまく行かない」

ゆき「じ、実は、会議などで発表するとき、ものすごく緊張しちゃうんですよ。緊張しないようにと思うと、余計に緊張しちゃって。結局しどろもどろで……」

生子「緊張しなくたって、あまり変わらないみたいだけど」

ゆき「……」

緊張してもいいんだから……

生子「じゃあ、今日はそれを止めるためのお話をするわね」
ゆき「は、はい」
生子「緊張してしまうとき、つい、『緊張しちゃダメだ！』というように思う人も多いと思うわ。しかし、それは間違いなの。世の中に緊張しない人なんて、ほとんどいないのよ」
ゆき「ええっ!?　そうなんですか……」
生子「実際にプロのスポーツ選手に聞いてみると、彼らも決して『緊張しない』というわけではないわ。それどころか、彼らもきちんと『緊張している』のよ」
ゆき「え、えっ」
生子「ただ彼らの一般人と違う点は『緊張を楽しんでいる』ということ。プロと素人の差は、たったそれだけなのよ」
ゆき「？？？」
生子「だから、
『緊張しちゃダメなんだ！』
『緊張をなくさないと！』

と思うのは、まさに不可能なこと。意味のない思考よ」

ゆき「ははぁ……」

生子「プロスポーツ選手すらできないことを、私以外の一般人たちができるわけないわ」

ゆき「は？」

生子「**緊張をとにかく『いけないもの』と思うのではなく『していいもの』と考えること。『緊張をしてもいいんだ』と認めること。これだけで少しずつでもリラックスできる**はず」

ゆき「緊張しても、いいんですか……」

生子「ご飯を食べるためには、割り箸を割らなくてはいけないでしょ。割り箸を割らずに食事をしたら、うまく食べることはできないわ」

ゆき「うん、うん」

生子「緊張をするのは、それと同じくらい、当然通るべき途中の道。そう思うことが何より大切よ」

「ドキドキ」もみんなに見せて

生子「もう一ついい方法を教えるわ。**『緊張してる』という言葉を、単に、『ドキドキしてる』というように言い換えることも重要。**このように言葉を切り替えるだけでも深刻度は減るものよ」

ゆき「恋愛のドキドキと同じですか」

生子「そう。さらにドキドキというのは、それこそ恋のトキメキと同じように、幸せなときに高まる心の状態でもあるの」

ゆき「なるほどぉ……」

生子「言葉一つの使い方でポジティブな気持ちになれるから、覚えておいて」

ゆき「でも、急にはできないかと……」

生子「そうね。特にゆきくんには」

ゆき「……は、はい」

生子「じゃあ、続いて、普段からトレーニングする方法を教えるわね。前にも話したことのある（54ページ参照）心理学者コーエンは、こんな方法を提唱しているの。それこそが、『**映画館の中で、前で振り返り、観客達を見回す**』ということ」

ゆき「舞台挨拶しちゃうんですか?」

生子「そうね。彼によれば、誰か友人を探しているフリをすればいい、とのこと。すなわちこれだけで、群衆を前にした自分に〝慣れる〟ことができるのよ」

ゆき「映画を見に行ったら忘れないように、トレーニング方法の一つとして覚えておきます」

生子「じゃあ、これから、映画館に行くわよ」

ゆき「さっそく。トレーニング開始ですね」

生子「みんな主演女優なんかより、私の舞台挨拶が見たいでしょ」

ゆき「……」

✦ゆうきの出るまとめ✦

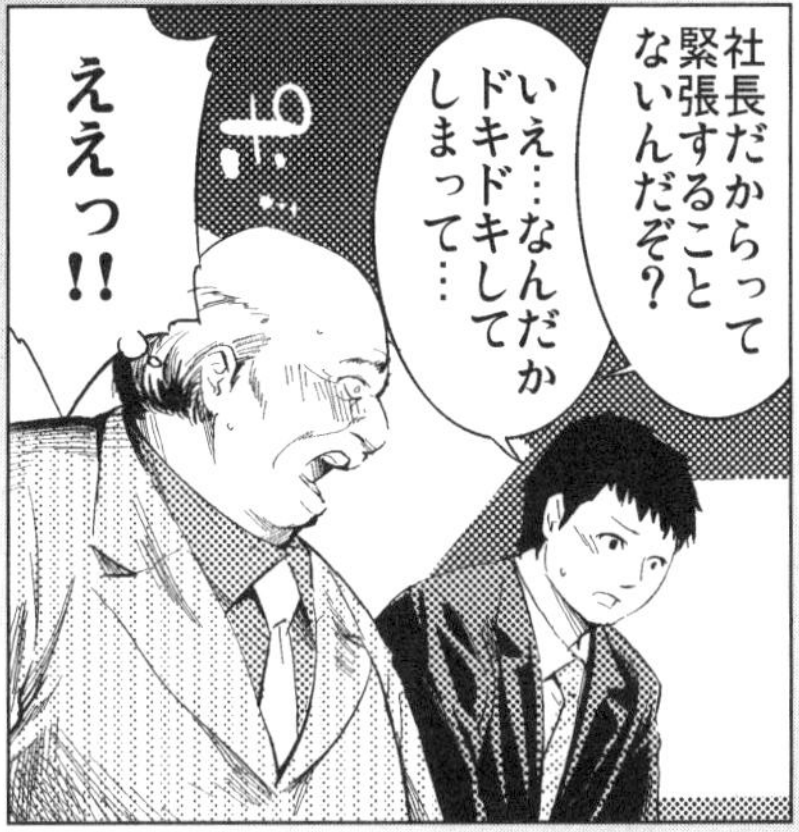
社長だからって緊張することないんだぞ?
いえ…なんだかドキドキしてしまって…
ええっ!!

13 誰でも必ず「緊張」するものと認識すること!

14 「緊張するな!」と自分に言い聞かせるのではなく、「緊張したっていいい!」と思うこと!

15 どうしてもつらいときは「緊張している」ではなく「ドキドキしている」と言い換えてみること!

16 「緊張」を消す訓練として、映画館などの前列で、後ろを振り向いてみるのも手である!

❖気持ちい～いコラム３❖

そうなんです。

「やってはいけないこと」なんて、実は存在しないものなんです。

同様に「感じてはいけない気持ち」なんていうのも、何もないんです。

あなたが緊張するのも、どんな思いも、どんな欲望も、どんなストレスも、そこには、もともと必ず意味があるのですから。

大事なことは、そういった自分の気持ちを「イヤ」と否定するのではなく、「あってもいいんだ」と考えてみること。

それだけで、毎日は少しずつ変わっていくものなんですよ。

どうかみなさん覚えておいてくださいね。

ココロの処方箋メソッド 05

周囲の状況に疲れちゃったら……

ゆき　「はぁ……」

生子　「どうしたの？　どうせ、また合コンでダメだったんでしょ？」

ゆき　「い、いや、そんなことは……」

生子　「あるよね？」

ゆき　「あります……」

生子　「じゃ、また一枚、引きましょう」

先生が引いたのは次のカードでした。

「周りの人間関係に疲れてばかり」

ゆき「実は、今度の合コンで仕事仲間からの話なんですけど、学生のときの友達を誘うか、誘わないか悩んでて……」

友達の友達ってイイの?

生子「分かったわ。今日はこんな話をするわ」

ゆき「はい」

生子「ゆきくんには、恋人であるAさんがいる」

ゆき「はい」

生子「あるとき、あなたと、Aさんの友達である、Bさんの三人で遊んだときのこと。そんな場合に、Bさんがゆきくんに『良かったら、今度、自分にも友達紹介してよ。アドレス聞いてイイ?』と言ってきたの。Aさんも、『交換すれば?』と言っているわ。さてこんなとき、交換するべき? するべきではない? ゆきくん、どれ?」

みなさんも考えてから、続きを読んでくださいね。

A「する」

B「しない」

C「逃げる」

カンケーないからこそ楽なの

ゆき「……Cかと……」

生子「そうね、解説するわ。心理学では**『境界密度』**というものがあるの。ほら、ゆきくんの周りには、どんな知り合いがいる？」

ゆき「え～っと、友達、家族、仕事仲間とか、いろいろです」

生子「そうね。いろいろなつながりがあるはずよ。これら一つひとつを独立したグループとするなら、別々のグループ同士が、どれだけ交流があるか、というのが『境界密度』のこと」

ゆき「なるほど」

生子「たとえば、ゆきくんの友達と、ゆきくんの仕事仲間が、よく一緒に遊んでいるのなら、この二つの境界密度は、非常に高い状態ということ。逆に、ゆきくんの家族と仕事仲間が、一回も顔を合わせたことがないというのなら、この二つの境界密度は、非常に低いというわけ」

ゆき「うん、うん」

生子「さてこれ、いったいどっちの方がいいと思う？」

ゆき　「……どっちだろう……」

生子　「実は答えはシンプル。心理学者ハーシュの調査によると**『境界密度が低い方が、中心にいるあなた自身は、精神的に健康でいられる』**とされているの。カンタンに言えば各グループ同士は『独立していた方がいい』ということ。たとえば、想像してみて。誰かと長く付き合っていたら、どんな相手であっても、ときには多少のグチが出てくることもあるでしょう」

ゆき　「は、はい」

生子　「また、多少面白いことがあったときに、そのことを誰か他の人に話したくなることもあるでしょう」

ゆき　「あっ、『王様の耳はロバの耳』みたいなものですね」

生子　「そうね。こういう気持ちには、誰でもなるはず。また、こんな場合を想像して。あなたの高校時代からの友達が、何かゆきくんに対して、真剣なことを打ち明けてきたとする。もちろんそれに対して、ゆきくんは真剣に話を聞くでしょう」

ゆき　「はい」

生子　「しかしその悩みの中にも、誰かに話したくなるほど面白いことだってあるはず。また重い話であるなら、ゆきくん自身も、そのことを人に相談したくなるはずよ」

ゆき　「……たぶん……」

生子「こんなときには、誰に話すかがポイントになってくるわ」
ゆき「ふむ、ふむ」
生子「たとえば、同じように高校時代からの友達では、その本人に話が伝わってしまうかもしれない。その結果『よくも話したな！』と怒られてしまうこともあるでしょ？」
ゆき「……」
生子「よって、そのときに話す対象こそが、『別のグループ』といえない？」
ゆき「そうですね……」
生子「たとえば仕事仲間、家族など、接点がないからこそ、気軽にいろいろと話せるはず。その結果ゆきくんの気持ちはずっとずっとラクになるはずよ」

濃いのは、た〜いへん

生子「逆に、あなたの知り合いのグループが、すべて濃密に付き合っていたらどう？
ゆきくんの家族と、ゆきくんの友達はツーカーの仲。
加えて、その友達はゆきくんの仕事仲間とも、よく遊んでいる」
ゆき「う〜ん、たとえば友達に関するグチなどを、気軽に話すことはできなくなります。すべてツツヌケになってしまうだろうし……」

生子「そうね。また『あの人はそんなに悪い人じゃないよ！』『あなたの方が悪いところ、あるんじゃない？』なんて一刀両断にされて、何も言えなくなってしまう可能性だってあるわ」

ゆき「なるほどぉ……」

生子「**実際にちょっとしたグチや悩みなどは、誰かに打ち明けるだけで、ものすごく気持ちが軽くなるもの。**その結果、関係だってずっとうまく行くはず。しかし、これができなくなるため、ゆきくん自身、ものすごいストレスを抱えてしまうことになるわ」

ゆき「う〜ん」

生子「これこそが、境界密度が高い（グループ同士が濃密に結びついている）場合の悲劇よ」

ゆき「そうすると、正解は、Bの『しない』ですよね」

生子「そういうことね。先の友達Bさんと連絡を取り合うことは、ゆきくんの恋人Aさんに取って、ものすごい大きなストレスになるの。あなたも恋人のグチをBさんに言いにくくなるし、またAさんは友達Bさんに関するツッコミなども、あなたに話しにくくなるからよ」

ゆき「……はい……」

生子「さらに、たとえばその友達Bさんが、Aさんに関する悪いウワサなどを、本人にはその気がなく、ゆきくんに話すことだって有り得るでしょう。その結果、ゆきくんとAさんの関係が、微妙になる可能性だってあるのよ」

ゆき 「うぅぅぅ……」

生子 「得することは、何一つとしてないわ。まぁ、たとえば恋人の浮気などのウラ情報を、その友人から聞き出せる可能性もゼロではないけどね……。それは、相手のケータイを盗み見るようなもの。そんな情報を基にウラで動いても、パートナーとの関係は何ら改善しないと言っても過言ではないわ」

「どうしても」なら、チョットだけ

生子 「いえ、そもそも恋人の友達と会うこと自体が、ダメなわけではないの。その恋人に取っては、『このコ（ゆきくんのこと）には、自分の友達に会わせるほど、心を許しているんだ……』という事実が残るから、その結果、あなたのことをより大切にしてくれる可能性は高いわ」

ゆき 「は、はい」

生子 「同じ理由で、相手の家族に会うことも、恋愛においては重要なこと。しかし、『濃密に連絡を取る』というのは、話が別。その結果、その中心にいる恋人は、どんどんストレスを溜めることになってしまうから」

ゆき 「相手のことを考えるなら、アドレス交換などはしない方がベターなのですね」

生子 「そうね。同じ理由で、たとえばゆきくんが結婚したときに、相手の家族とあまり濃密に連絡を取るのも、あまりススメられないわ。覚えておいて」

ゆき 「分かりました」

生子 「というわけで、Ａの『する』はあまり良くない選択肢。パートナーの乗り換えを考えているのでない限り、やめておいた方がいいわ。たとえ恋人が『いいんじゃない？』と言っても、それは相手がコトの重大性を気づいていない可能性が大」

ゆき 「はい……」

生子 「とは言っても、その場にいる二人が『交換するべき』と言っているにもかかわらず、ゆきくんだけ『イヤ！』と反対するのは、非常にやりにくいかもしれないわ」

ゆき 「こ、このシチュエーションでは……」

生子 「繰り返すわ。基本的には、アドレス交換などはしない。しかし、もしそういう状況になったら、まぁ、交換に関しては仕方ないと割り切りこと。ただそれ以上の連絡は、ほとんどしないことね。ゆきくんからメールをするべきではないし、相手からメールが来ても、レスはしないか、ものすごく時間が経ってから少しだけ、くらいにした方がいいわ。消極的に連絡を絶つのよ。覚えておいてね」

ゆき「はい……」
生子「あと、言うまでもなく、Cの『逃げる』は問題外だけど」
ゆき「……」

疲れたらもっと「閉鎖的」に、して

生子「もう一度確認するわよ。ゆきくんと関係のあるグループは、互いに連絡を取らせないこと。家族、恋人、同僚、友達など、それぞれが独立しているからこそ、あなたは気楽に生活していくことができる」
ゆき「そうですね」
生子「そして同じ『友達』であっても、たとえば、『高校の時の友達』『大学の時の友達』『ネットで知り合った友達』『趣味のサークルで知り合った友達』など、やはり細かく分けて、それぞれのグループの人とはできるだけ秘密の関係を保った方がいいのよ」
ゆき「なるほどぉ」
生子「よって、ゆきくんが、いまの自分の周りの状況に気詰まりを感じたら、周りの友人や恋人が、誰も知らないような『閉鎖的な世界』を持つことを、オススメするわ。新しい趣味の集まりなどに行ってもいいし、好きなサイトなどで知り合った友達を見つけるのも、もちろんアリよね」

ゆき　「だから『メル友』や『ネットで知り合った友達』という、ときにハンドルネームしか知らない友達というのは、そういう意味で貴重だったりするのですね」

生子　「もちろん。これはネットでも同じこと。日記を友達限定にしか公開しない、もしくは完全なハンドルネームで書く……。このように、誰にも見せない、自分だけの世界をつくった方が、気持ちは穏やかでいられるのよ」

ゆき　「分かりました」

生子　「もちろん『そんなこと、まるで気にしないよ！』という人だっているでしょうから、一つの考え方として知っておくだけでも構わないわ」

ゆき　「はい」

✦ゆうきの出るまとめ✦

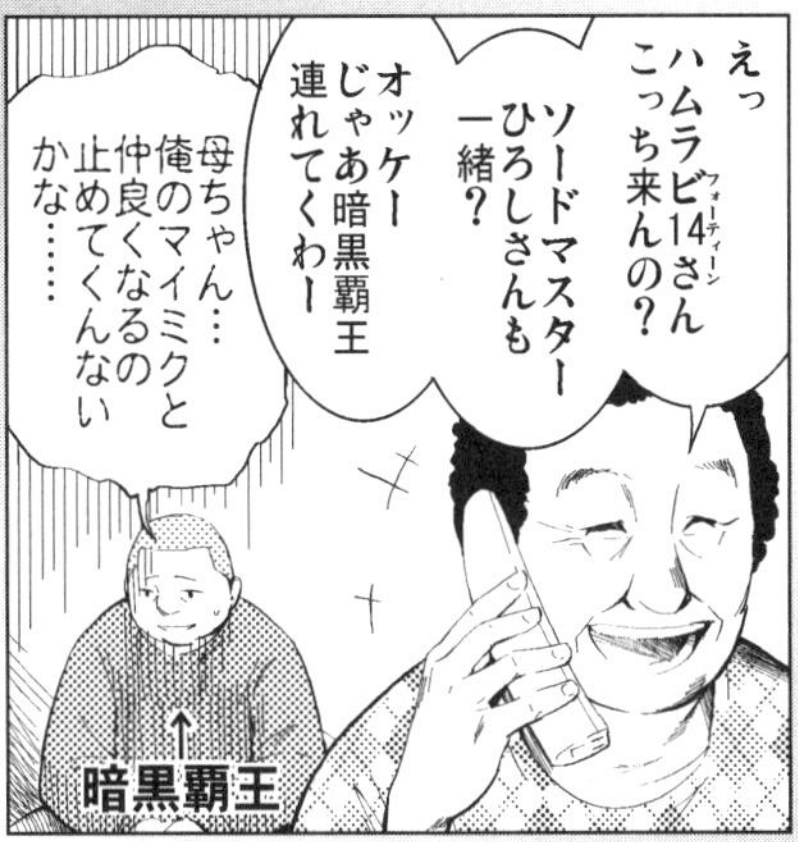
えっ
ハムラビ14《フォーティーン》さん
こっち来んの？
ソードマスター
ひろしさんも
一緒？
オッケー
じゃあ暗黒覇王
連れてくわー
母ちゃん…
俺のマイミクと
仲良くなるの
止めてくんない
かな……
暗黒覇王

17 あなたの知り合いのグループ同士の連絡は、少ない方がいい！

18 そのため、恋人の友人とはなるべく連絡を取り合わないようにすること！

19 同じように、自分の恋人と自分の友人の連絡などは取らせないこと！

20 すでに別のグループ同士で濃密な関係ができあがっている場合、あなた自身、まるで別の友達グループなどを開拓していくこと！

❖ 気持ちい〜いコラム4 ❖

みなさんも、『ウソをついちゃダメ！』『全部言いなさい！』『隠し事はダメよ！』などと、小さい頃にこんなことを言われて育てられたと思います。

でもそれは、親が子供を心配し、管理して、安心していたいからこそ、言っていた言葉。

大人であるみなさんは、事情や背景がまるで違います。

秘密や自分だけの世界。

もしくは、誰かへのグチがバレることのない仲間たち。

そういった空間があるからこそ、実はみなさんは安心して生活することができるんですよ。

ですから、大人であるみなさんが、何かを隠すことを、後ろめたく感じる必要なんか、まるでないんですよ。

このことをどうか覚えておいてくださいね。

ココロの処方箋メソッド 06

つら〜い気持ちを回復させる方法

生子「今日は一段とつらそうな顔してるわね、何かあったの？」

先生はこう言いつつ、とあるカードを一枚引きました。

「フラれたショックから立ち直れない」

ゆき「……」

生子「これかぁ」

ゆき「はい」

生子「ていうかこれ、ゆきくんのライフワークよね？　そういう生き物よね？　フラれなくなったら、あなたじゃないよね？」

ゆき「うん。そこまで言われたの、僕、初めてです」

人のと比べちゃダメ

生子「フラれたときに、つらい気持ちを回復させる考え方、知りたい？」

ゆき「は、はい、まあ……」

生子「『お願いします』は？」

ゆき「うぅっ、お願いします」

生子「まず、こんなときの一番の原因は『他人』にあるわ。人間の思考、幸福感というのは、他人との比較によって決まるの。『自分は他の人より劣っているのではないか？』『あの人に拒絶されてしまった……』そんな悲しみから、人は落ち込むの」

ゆき「……はい……」

生子「たとえば大学受験などに落ちたときに悲しいのは『大学の人たちから拒絶された』『周りの人に比べて、自分は劣っている』という悲しみから。結局は、人に拒絶された、負けた、という気持ちから生じているの」

ゆき「そ、そうですね」

生子「もちろん、勉強しなければ、受験には落ちるわ」

ゆき「分かってますから」

生子「当然だけど、『今年の試験には全員が落ちました』となれば、少なくとも後者の悲しみはないから、そこまでショックではないのかもしれない」

ゆき「あ、ありえるのでしょうか、それ……」

生子「まぁ、今日のゆきくんみたいに『フラれた』というのも、当然のごとく悲しいできごとよね。私には永遠に関係のない話だけど」

ゆき「……まったくそうでしょうね」

生子「これは、『他にも恋愛がうまく行っている人もいるのに、自分だけがフラれているのでは?』という不安や、また何より、『相手に拒絶された』という悲しみからショックを受けているのよ」

ゆき「……」

生子「この場合も、『好きだった人は、相手が誰であってもフル人である』ということになれば、そこまでショックはないでしょう」

ゆき「ないと思います」

生子「繰り返すわ。人間に生じる悲しみは、『他人に負けた、拒絶された』ということが一番の原因。まず、他人ありき、ということよ」

ゆき「で、では、こんなときに一体、どう考えればいいのでしょうか」

遺伝子、イジれる?

生子「話を続けるわ。実際に、アメリカの精神医学者であるジャンポルスキーによると、ストレスを抱えたときに一番大切なのは、『**自分が被害者や犠牲者であると考えるのを止めること**』だそうよ」

ゆき「な、なるほどぉ……」

生子「そのために、ここで提案する方法は、こういうもの。それこそが『全部、決まってるんだと考えること』」

ゆき「??」

生子「実際に他人の性格や行動パターンというものは、『遺伝』と『環境』によって決まるわ。特に他人の『遺伝』というのは、私たちに取っては、どうしようもないこと。遺伝子をイジることなんて、できるわけない」

ゆき「そ、そうですね」

生子「そう。では『環境』は……？　これもやはり、そう簡単には変えらないわ。それこそ環境というのは、それまでの育ちやできごとの積み重ね。この環境要因を変えようなんて、そう簡単にはできるものではない」

ゆき「はい。確かに」

生子「それは、すでにはるか高くまで積み上げられたピラミッドの上に、小さな石を乗せる程度のもの。いままでの積み重ねの方が、はるか大きいわ。すなわち、**人間の行動パターンというものは、遺伝や環境によって成り立っていて、それはも〝変えられない〟もの**よ」

ゆき「はい」

生子「もっと言うなら、まさにそれは、『すでに完成され、プログラムされたゲームの世界』のようなものなの」

ゆき「ええ、何となく分かります」

生子「ゲームの世界を考えてみて。ゲームでのキャラクタは、すべてプログラムされた行動を取っているだけ。これをゲーム用語で、『NPC（ノン・プレイヤー・キャラクタ）』と言うのよね」

ゆき「あぁ、確か、プレイヤーではなく、コンピュータが動かしているキャラクタ、という意味ですよね」

生子「ゆきくん、ゲームにだけは、ちょっと詳しいわね」

ゆき「あ、ありがとうございます」

生子「たとえば、あるキャラクタに話しかけた。そのキャラクタが、無視をしてきた。こういうとき、ゆきくん、どうする？」

ゆき「このとき、プレイヤーは、『このキャラクタは、いまは（or ずっと）話しても返事をしない存在なんだな』と思うかな」

生子「そうね」

ゆき「そして、『別の人に話しかけよう』または、『このキャラが答えてくれるためには、何かのアイテムが必要かも』と思ったりします」

生子「そう。間違っても、『あぁ、自分が拒絶されてる！』なんて感じて、ショックを受けたりする人はいないでしょ」

ゆき「……」

現実だってゲームと一緒!?

生子「ここで現実を考えてみましょう」

ゆき「は、はい」

生子「よくあるのは『どうして俺の言いたいことを分かってくれないんだ！』『何で私の気持ちが伝わらないの！』なんていう悩み。これらはすべて、〝被害者的な発想〟。言ってみれば『あいつはヒドいヤツだ！　私はそのせいで苦しんでる！』なんて考えと同じよ」

ゆき「なるほどぉ……」

生子「繰り返すわ。**周りの人の行動というのは、その人の『遺伝子』と、いままでのその人の『環境』という、いまのあなたにとっては〝変えられない要素〟で成り立っているもの**。被害者として振る舞っても何の意味もないわ」

ゆき「……」

生子「それこそゲームの中で、『このキャラクタにイジメられた！　ヒドイ！』というように叫ぶのと同じこと」

ゆき「ふ～む」

生子「**とにかく大切なのは、『そういうものだ』と割り切って、いかに自分がその状況の下で行動できるかを考えられるか**どうかよ。『この人は、こうなんだ。しょうがないんだ。ゲームと同じなんだ』こんな風に考えてみるだけで、気持ちは少しだけラクになるものよ」

ゆき「!!!」

生子「もちろんこの思考を繰り返しすぎるのも問題かもしれないけれど、たまに疲れたときにこう思ってみるだけなら、十分気持ちがラクにはなるはずよ。覚えておいて」

ゆき「分かりました」

ゆうきの出るまとめ

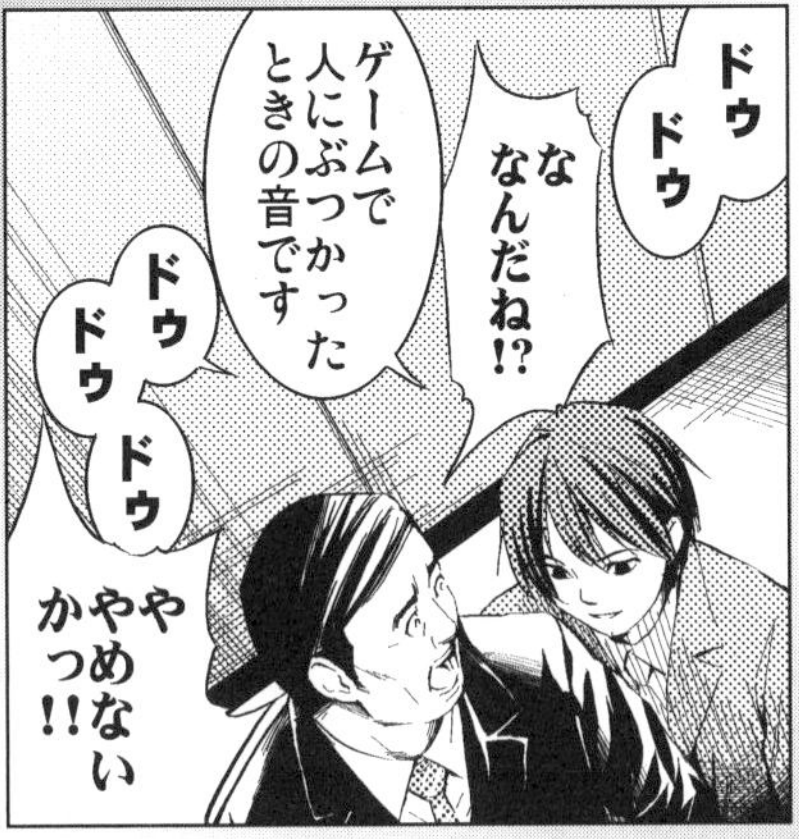

ドゥ ドゥ
な なんだね!?
ゲームで人にぶつかったときの音です
ドゥ ドゥ
ドゥ
ややめないかっ!!

21 人の性格や行動パターンというのは、「遺伝」と「環境」によって成り立っている!

22 そして「環境」は、すべて現時点までの長い積み重ね。いまこの瞬間に、相手の行動パターンを変えることなんて、できないし、できるわけがない!

23 周囲の人の性格は、すべてプログラミングされたゲームのキャラクタと同じと考える。そう考えるだけでも、少しは気持ちが楽になる!

❖ 気持ちい～いコラム5 ❖

あなたの行動で、確かに世界を変えることはできます。

しかし、変えられるのは、「未来」だけ。過去のできごと、そしていままでの積み重ねである、他人の性格や行動は、決して変えられません。

そんな変えられないことを責めたり、「自分は被害者だ！」なんて思うことは、何の意味もありません。

それは結局、単なる「未来の放棄」でしかないんです。

過去は〝変えられない〟そして、〝変わらない〟。このことをハッキリと認識することができた人だけが、未来を変えていくことができるんですよ。

どうかみなさん覚えておいてください。

ココロの処方箋
メソッド 07

雑事でクタクタになる前に

生子「あらゆきくん。ちょっと見ただけで今日はお疲れのようね。忙しいの?」
ゆき「はい。月末と決算と、そのうえ出張もあって……」
生子「ゆきくんも、きちんとお仕事あるんだ~」
ゆき「きちんとって……一応、会社員ですから」

軽やかな口調とともに、先生が引いたのは次のカードでした。

「仕事に忙殺されてクッタクタ」

生子「そんな忙しいゆきくんに、今日はこんな話をしてあげるわね」
ゆき「あ、ありがとうございます」

あなたの「岩」ってどれ？

生子　「ある大学で、一人の教授がこんな授業を行ったそうよ。教授は、教壇の上に大きなツボを置き、その中に、ツボがいっぱいになるまで、何個かの岩を入れた。そこで彼は、学生に聞いたの。『このツボは、もう満杯だと思うかね？』ゆきくんは、どう思う？」

ゆき　「う〜ん……満杯かな」

生子　「そうね。これ、おそらくほとんどの人が、『満杯です』と答えるでしょうね。ここで学生も同じように、教授にそう答えたの。教授はそれを聞いて、教壇の下から、たくさんの小石を取り出したわ。そしてそれを、そのツボの中に入れたの」

ゆき　「……」

生子　「もちろん、小石はその岩のスキ間を埋めていく。小石がもう入らない、というところまで来ると、教授はもう一度聞いたわ。『これで満杯かな？』学生は、さきほどの答えで少し理解したのか、こう言った。『まだ満杯ではないと思います』とね」

ゆき　「うん」

生子　「教授は静かにうなずくと、今度は砂の入ったバケツを取り出し、ツボのスキマに詰めた。『これで満杯？』学生は首を振った。『そうだね』と教授は今度は教壇の下から、水の入ったバケツを出したの」

ゆき 「あまりに用意が良すぎだと思いますが……」

生子 「とにかく教授は、その水をツボの中に満たしていった。そして、彼は言ったの。

『この一連の出来事から、私が何を言いたいか、分かるかね？』

ゆきくんは、分かる？」

ゆき 「う〜ん……」

生子 「一人の学生はこう言ったの。

『いくら仕事や勉強が忙しくても、一生懸命に頑張れば、さらにいろいろな仕事をすることができるということではないでしょうか？』

教授は言った。

『違うな』

『え？』

驚く学生に、彼は言葉を続けたわ。

『重要なポイントは、そこじゃない。**大切なのは、大きな岩というのは、最初にツボに入れないかぎり、二度と入らない、ということ**なんだ』ってね」

ゆき 「なるほどぉ……」

生子 「そして、こう続けたそうよ。

『小さな石や砂のような、取るに足らないものは、あとからいくらでも入る。しかし、逆にそういう小さなものからツボを満たしてしまうと、大きな岩を入れることは、決してできないんだ。君たちの日常生活でも、同じことだ。大きな岩というのは、君たちにとって一番大切なものだ。大切な恋人。やりたい仕事。叶えたい夢。これをまず優先的に、自分の生活の中に入れていくことだ。いまそれをしなければ、それらは永遠に君たちの人生には入らないんだよ』とね」

ゆき「なるほどぉ……」

生子「たとえば、ビジネスでは『パレートの法則』というものがあるけど、ゆきくん、知ってる？」

ゆき「い、いえ……」

生子「一言で言えば、『物事の重要な80％は、全体の20％が占める』というもの。別名『80対20の法則』とも言うわ。普段の仕事や生活のうち、もっとも重要なのは20％だけ。逆にいえば、他の80％をまったく行わなかったとしても、利益のうち80％は確保できる、ということ」

ゆき「つ、つまり、たいていのことは『雑事』だというわけですか」

生子「そういうことになるわね。しかし人は、そのことを忘れ、それらについ没頭してしまう。

そして、そのことに気が付かないの」

ゆき「なるほどぉ」

生子「急ぎの仕事、早くやらなければいけない勉強、だからといって、それが『岩』であるとは限らない。『忙しい……』という人は、少しだけこのパターンにハマっている場合が多いわ。そんなときはちょっとだけ『自分にとっての〝岩〟って何だろう……』と考えてみてもいいのかもね」

ゆき「分かりました」

生子「ちなみに、私にとっての『岩』は、『医師としての仕事』『セクシーなこと』『癒される安らぎの時間』かしら」

ゆき「……」

生子「でも日常的な雑事にまぎれて、微妙にそのことを忘れてしまうこともあるわ。また他にもいろいろとやってみたい『岩』があるけれど、それらが入る余裕もなくしてしまっていた、ということに気が付くこともあったわ」

ゆき「ぼ、僕の岩は、何だろう……」

とにかく「岩」から入れてみて

生子　「また、『悪い思考』というものも、『小石』と同じだと思うわ。『どこかで悪口を言われているんじゃないか』『誰かに批判されているんじゃないか……』『みんなにどんな風に思われてるんだろう……』という心配は、確かに気になること。しかし、これらも『たくさんの小石』。これらで頭のツボが占められてしまっては、『岩』が入る余裕がなくなってしまうわ」

ゆき　「……」

生子　「でも、気にするな、とは言わない。ただ、気にするのは、『とにかく大きな岩を入れたあとで』と考えること。岩を入れてしまえば、いくらでも気にしてもいいのよ」

ゆき　「なるほど」

生子　「こう考えてみると、少しだけ気持ちがラクになったでしょう」

ゆき　「はい」

生子　「英国の作家であるサマセット・モーム（1874～1965）の言葉に、こんなものがあるの。

『人生とは面白いもの。何か一つを手放したら、それよりずっといいものがやってくるものである』

捨てたり、手放したりするのは、確かに恐いこと。しかし思い切って手放してみることで、ゆきくんにとっての『岩』を得ることができるかもしれないのよ」

ゆき「先生は何か捨てたこと、あるんですか?」
生子「その質問、もう一度言える?」
ゆき「うっ、何でもございません」

そう言いながら、僕は考えました。
何か一つでも捨てること、手放すことが、自分にはできるのだろうか。
その勇気のために、何かを捨てなくてはいけない。それ以上の何かを得るために……。

「岩」を忘れちゃイヤ!

生子「当たり前だけど、人間の時間は、みんな1日24時間。寿命だって、大して変わらないわ」
ゆき「そうですよね。それなのに、ビジネスを成功させ、巨万の富を得ている人もいれば、今日一日の生活にも困っている人がいます」

生子「そうね。受験でも勉強でも同じ。たとえば受験。そこまでの時間は、みんな同じ」

ゆき「うん。しかしそのときには、かなりハッキリと『勉強ができる人』と『できない人』が存在しています。なぜ、なんでしょう」

生子「みんな同じ時間を過ごしているのに、どうして〝差〟ができると思う？　不思議よね。その答えこそが、いま話した『ツボと岩』なんじゃないかしら」

ゆき「なるほど〜」

ゆき「成功している人は、やはり『岩』を入れてるのよ。大学に合格したい！　ビジネスを成功させたい！　こういう気持ちを、心の中に大きく占めて存在させている。だからこそ、常にそのことを考え、勉強を継続的にして、仕事も集中して行う」

ゆき「うん、うん」

生子「逆に、たとえば『成績が悪い人』はいつも何をしているか」

ゆき「見ていると、カラオケで遊んでいる、とか、休日はずっと寝ている、というように時間を使っています」

生子「本人にとって、それらは決して『岩』ではないでしょう。まさに小石や砂で埋まっている状態よね。しかも一度でもこうなってしまうと、あとから『岩』を入れるのはとても困難」

ゆき「そうですよね」

生子「この前者と後者の人間を、1日、いえ1時間比べてみるだけでも、〝差〟は生じるわ。この差を24時間、そして数日、何年と積み重ねていけば、とても大きな〝差〟になっていくはず」

ゆき「では、一体どうすれば、この『岩』をちゃんと入れることができるのでしょうか?」

生子「そうね。そのためには、人は〝必ず忘れる〟ということを知っておくこと。学習心理学では、『人間は、1日経つと、覚えたことの半分以上を忘れる』ということが分かっているわ。また、『どんなにある考えを説得しても、2週間経つと元の考えに戻っている』という実験もあったくらい、人間は、とにかく〝忘れる〟生き物なのよ」

ゆき「確かに。いつも忘れてます……」

生子「ある日、新しい仕事をしたい! こんな岩を入れたい! という夢を抱いても、翌日、いえ、もしかして、その日の夜には忘れているかもしれないわ。繰り返すけど、人は〝忘れる〟の」

ゆき「……」

生子「人間は、ゆきくんの想像以上に、夢に対して〝おバカ〟なものなのよ」

生子「ところでゆき君は『臥薪嘗胆《がしんしょうたん》』という言葉を知ってる?」

ゆき「し、知りません」

生子「じゃあ教えてあげるわね。ある国の王が戦争に負けた。それ以降、彼は毎晩、薪《まき》（固～い木）の上に寝ることによって、その悔しさを忘れないようにしたの。そして結果的に、次の戦いで勝つことができたわ」

ゆき「……それ痛いですよね、かなり」

生子「そこで負けた男は、今度は毎日、肝《きも》（苦～いレバー）を常になめることによって、やはりその悔しさを持ち続けたの」

ゆき「……それ苦いですよね、そうとう」

生子「そしてその男が、次の戦いで相手を倒すことができた……という故事よ。この話でも分かるように、人は〝忘れる〟わ。だから、ここまでして覚えておこうとするわけ。戦争で負けた悔しさ、復讐したいと思う気持ちは、とても強いもの」

ゆき「……」

生子「それこそ、自分の家を誰かに焼かれ、家族を殺される悲しさと通じるものがあるかもしれないわね。しかしその気持ちすら、人は忘れるの。だからこそ、この故事が生まれたのよ。『こうなればいいなぁ』という夢なんて、なおさら忘れて当然だわ」

ゆき「なるほどぉ……」

とにかく、すぐヤッて！

生子　「さらにハッキリ言うなら、人は『1日で死ぬ』としてもいいわ。ある考えを強く持っていても、1日経てば、その思いは消えている。まさに、いまのあなたとは『別の人間』になっていると考えても差し支えないわ」

ゆき　「……？」

生子　「たとえば5時間連続で勉強のことを考えていたら、それは〝五人〟と同じ。対する相手が5時間のうち1時間しか勉強のことを考えてない人間なら、それは〝一人〟と同じ。当然だけど、五人と一人でケンカをしたら、間違いなく五人が勝つでしょう。五人と三人などでも、やはり結果は変わらない」

ゆき　「なるほど〜」

生子　「とにかく一瞬でも多く『そのことを考えている人』であることがポイントなのよ」

ゆき　「では『いまの夢をどうしても達成したい！　新しい岩を自分の生活の中に入れたい！』という場合、どうしたらいいのでしょうか」

生子　「そのための方法は、とにかく〝残す〟こと。くどいほど言うけど、人は忘れるわ。変わるし、死ぬ。だから、目に見える形で残しておかないといけないのよ」

ゆき「残す、って何を？」

生子「大切なのは、三つ。一つは、〝紙に書く〟こと。紙に書いて、目に付く所に張り紙をしておく。次の日に忘れたあなたも、それを目にすれば、『あぁ、そういえば、あのときの自分は、ここに書くほど強い気持ちを持っていたんだ……』と思うでしょ」

ゆき「書くんですね」

生子「そう。二つめは、〝周りに伝える〟こと。周囲に宣言することによって、自分自身を追い込む。『前はあんなこと言ってたけど、どうなった？』と聞かれれば、そのときの気持ちを思い出すはず。また『宣言したのに、できなかった』となれば恥ずかしいから、とにかく『やらないと！』と思うはずよ」

ゆき「周りに伝える、んですね。三つめは何だろう」

生子「そして三つめは、〝いまこの瞬間に、何かをすること〟。何より重要なのは、これよ。うまくやる必要などないわ。とにかく形にすることよ」

ゆき「うん、うん」

生子「間違っていたと思えば、あとから直せばいいんだから。0から1にするのはそうとう強いエネルギーが必要だけど、1を1.1にするのはそれほど大変なエネルギーはかからないわ」

ゆき「なるほど〜」

生子「最初からうまくできることなんてないものよ。間違っても、うまくできなくてもいいから、とにかくまずはほんの一部だけでも形づくっておくことよ」

ゆき「……」

生子「たとえば、つくりかけのプラモデルやパズルが机の上に置いてあれば、次の日のゆきくんは、確実に続きをやらなければいけないと思うでしょう。それは何より強く、ゆきくんの気持ちを動かすはずよ」

ゆき「！」

生子「理想は、この三つをすべて行っておくことだけど、できなければどれか一つでも構わないわ。ただその一つだけは確実にやっておくこと」

ゆき「は、はい！」

生子「もし、どれもやることができないなら、それは、そこまで『強く願ってない夢』だったということ。であれば、忘れてしまっても不幸ではないわ。それに、いい？　もともと不幸な人や何もできない人なんて、この世に一人も存在しないのよ」

ゆき「……!!!」

ゆうきの出るまとめ

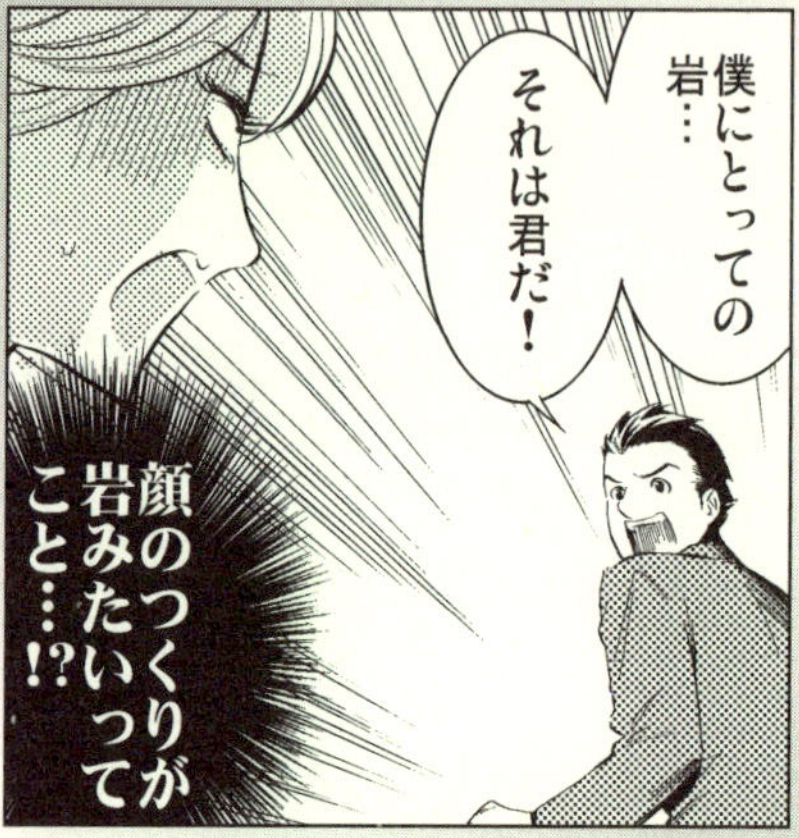
僕にとっての
岩…
それは君だ！
顔のつくりが
岩みたいって
こと…!?

24 急な仕事だからといって、自分にとって本当に「大切なもの」だとは限らない！

25 あなたにとっての「岩」＝「本当に大切なもの」をもう一度考えてみることが大事！

26 いろいろ気になっても、とにかく大きな「岩」を最優先に考えることが大切！

27 人はどんな気持ちも必ず“忘れる”もの。だから「書く」「言う」「やる」のどれか一つは、必ずしておくこと！

第3章

いつも イライラしっぱなしの あなた へ

ココロの処方箋メソッド 08

ムカッとしたら、まず「困って」みて！

生子　「今日のカードは何かしら」

「ムカッとしても、相手に言い返せない」

先生が引いたのはこのカードだった。

「マイルド」って言っても実は違うの……

生子　「じゃあ今日はまず、タバコについての話をしましょう」
ゆき　「た、タバコ？」
生子　「ええ。あなたはタバコのパッケージを見たことがある？」

ゆき「あ、はい。あります」
生子「何か違和感というか、気が付くことはない？」
ゆき「ああ！　あります！　言いたいことがたっぷり！」
生子「どんな？」
ゆき「広告でもテレビCMでも、ほぼ必ず『喫煙はあなたの健康に悪影響を及ぼす可能性がありますので、吸い過ぎに注意しましょう』という表記が出てきたりしますよね」
生子「あるわね、確かに」
ゆき「まぁ。この程度なら、まだ分かるんです。はい。でも最近、こんな表記も増えてきました。『本広告に記載されている製品名の〝mild〟や〝lights〟などの表現は、本製品の健康に及ぼす悪影響が他製品と比べて小さいことを意味するものではありません』………。」
生子「それが？」
ゆき「何でそんな克明に表記しているんだか。確かにまぁ、〝mild〟とか書いてあったら、ニコチンも少なく、健康的にも少しはマシなイメージはありますけども。だからといって、わざわざ〝それでも健康に悪いよ〟なんてことを書かなくてもって思います」
生子「実際こういう表記は、条約で決まっているのよ」
ゆき「自分自身、タバコは吸わないんですけど。それでもなんか、微妙にタバコ会社が哀れに思えてきます。いっそ僕らを殺してくれ、みたいな魂の叫びが聞こえるような」

生子「自ら売っている商品に、その商品をネガティブに見える文句を書かなければいけないように思える、ということ？」

ゆき「はい。たとえるなら、グラビアアイドルの写真に、**『本アイドルはバストが大きいように見えますが、それは寄せて上げているだけで、他のタレントに比べて特別グラマーというわけではありません』**みたいに注釈を入れるようなものではないでしょうか」

生子「……」

ゆき「そんなのヒドい。泣けてきます」

生子「あなただけよ！　実際そんな風に感じるのは」

ゆき「うっ……」

弱〜く脅して

生子「他にも、タバコの包装には、こんなものもあるわよね。『喫煙は、あなたにとって脳卒中の危険性を高めます。疫学的な推計によると、喫煙者は脳卒中により死亡する危険性が非喫煙者に比べて約1.7倍高くなります』なんていう、データに基づいた表記まで。広告だけでなく、タバコそのものにも記載されているの」

料金受取人払郵便

新宿局承認

6497

差出有効期間
平成21年6月
23日まで

郵便はがき

1 6 0-8 7 9 1

3 4 4

東京都新宿区新宿1-26-6
新宿加藤ビルディング5F

株式会社ナナ・コーポレート・コミュニケーション

あなたと編集部を結ぶ**愛読者サービス係** 行

ご住所 〒□□□-□□□□	
(ふりがな) お名前	男 ・ 女 年齢 歳
電話番号 ( ) −	
ご職業・勤務先・学校名	
Eメールアドレス	
お買い上げになった書店名 都道府県 市区町 書店	

Nanaブックス愛読者カード

Nanaブックスをお買い上げいただき、ありがとうございました。このカードは貴重な資料として、今後の出版の参考にさせていただきますので、皆様のご意見・ご感想をお聞かせください。

書名	

① 本書を何でお知りになりましたか？

a. 書店で
b. 広告で（新聞・雑誌名　　　　　　　　　）
c. 書評で（　　　　　　　　　）
d. 人にすすめられて
e. DMで
f. その他（　　　　　　　　　）

② 本書・著者へご意見、ご感想などをお聞かせください。

③ 最近読んで、よかったと思う本を教えてください。

④ 現在、どんな作家に興味をお持ちですか。

⑤ 現在、ご購読されている新聞・雑誌名

⑥ 今後、どのような本をお読みになりたいですか。

ご協力ありがとうございました。

株式会社ナナ・コーポレート・コミュニケーション
TEL 03−5312−7471〜3　FAX 03−5312−7475・7476
URL http://www.nana-cc.com
Nanaブックス

ゆき 「これもグラビアアイドルでたとえるなら、そのアイドルが来ている水着に、『このアイドルを見ることによって、あなたの血圧は興奮して上がる危険性があります。加えて性的な気持ちのため勉強が手につかない危険性もあります。疫学的な推計によると、このアイドルを1日に1時間以上見ることによって、大学合格率が0.3倍に減る可能性があります。』みたいなことが書かれているのと同じではないでしょうか」

生子 「……ふぅ～、それで？」

ゆき 「何ていうか、ハッキリ言って、余計なお世話だと思います」

生子 「しかしこれ、名目としては、喫煙者を減らす目的で書かれているんだと思うわ。でも、心理学的には、あまり意味があるとは思えないけどね。実際に有名な心理学実験で『脅迫の実験』というものがあるの」

ゆき 「……はぁ」

生子 「じゃあ、今日は、そんな悲しくなるほど、くだらないことでもイラッとしてしまいがちなあなたに、こういう話をしてあげるわね。それは、心理学者ジャニスらによって行われたの。実験者は、被験者を四つのグループに分けて、歯磨きの重要性を述べたわ。

Ａ〈脅し無し〉アドバイスも特に行わない

B〈弱い脅し〉正常な人の写真を見せながら『歯を磨いた方がいいよ』と説明

C〈中くらいの脅し〉虫歯になった人の写真を見せながら、『歯を磨かないと、歯がどんどん悪くなるよ』と説明

D〈強い脅し〉ただれたり炎症を起こしたりしている写真を見せながら、『歯を磨かないと、こういう風に歯が腐っていくよ』と説明

その後に、全員に『歯磨きをしよう』『いい歯ブラシを使おう』と勧めたところ、それに従った率はどうなったと思う?」

ゆき「Dが一番かな……?」

生子「それが、結果はB>C>D>Aとなった。すなわち、あまりに強い恐怖はかえって逆効果。相手は気持ちを閉ざしてしまうの」

ゆき「へぇ〜」

生子「よって、『あなたは脳卒中になる!』『肺ガンになる危険性が高い!』という脅しは、タバコを吸う人を減らすどころか、逆に増やしてしまう可能性もあるわ」

ゆき「??」

生子「心理学では『**認知的不協和**』というものがあるの。人は心に違和感を抱いたとき、無意識にそれを解消しようとして、考えを変えるもの。『そんな恐怖は確かにあるけれども、俺はそれ以上にタバコが好きなんだ!』というように、かえって気持ちを高めてしまう

ゆき 「あぁ……。何か分かる気がします」

生子 「そう。さらに今後、この警告は、もっと強くなる可能性もあるわ。実際にブラジルでのタバコの包装は、さらにキツい表現よ。
『彼はタバコの犠牲者だ。喫煙は手足の切断にいたる血管の病気をまねく』
『喫煙時あなたはネズミ用の駆除剤と同じものを吸入している』
『妊娠中の喫煙は未熟児・低体重児の原因となる』
などのコメントが、病気の写真と共に表示されているの」

ゆき 「小悪魔な女性に好きになって、周囲に反対される……みたいな……。何て言うか、そこまでするなら、いっそのこと法的に禁止にしてあげれば」

生子 「……そうね。でも、こういう表示は、さっきの理由で、さらに逆効果になる可能性もあるの」

ゆき 「だったら、『タバコを吸うと、危険です』くらいの方が、もっともちょうどいい『弱い脅し』くらいになって、効果も高くなるんじゃ……」

生子 「うん。まぁ。そうとも言えるわね。でも、タバコ会社からしてみれば、こういう『強い脅し』をしておけば、社会的にも『自分たちは健康のために頑張っている！』というポーズになるし、また実際にタバコを吸う人は減ることはないだろうし、ある意味、万々歳なわけなのよ」

ゆき「そう考えると、今後表記が弱くなることはないんじゃないないかと……ある意味、非常にうまくできているんですね」

「困って」、相手を揺さぶって

生子「そうね。だから、ゆきくんの大切な人に対して、強い脅迫は御法度。かえって相手の気持ちを逆方向に動かしてしまうわ。それ以前の問題で、まるっきり心配ないトピックかもしれないいけど」

ゆき「……」

生子「たとえば言うことを聞かない恋人に、『どうしてそんなことするの!?』『早く帰ってって言ったでしょ!?』こんな風に言えば、相手はさらに気持ちを閉ざすわ」

ゆき「なるほどぉ……」

生子「特に、『帰ってこないと、どうなるか分かってる……!?』なんて脅迫しても、いま話したように、まったくの逆効果になることもあるの」

ゆき「じゃあ、一体どうすればいいのでしょうか?」

生子「教えてあげるわね。心理カウンセラーの平木典子女史によると、『**イライラしたときは、**

〝困った〟と言うことが大切』と。すなわち『怒るのなら、困れ』ということ」

ゆき「えっ？」

生子「**〝怒り〟の根本にあるのは、自分自身がマイナスに感じたり、不都合にあったりして、『困ったな……』という気持ち。それを素直に言葉にした方が、相手は気持ちを動かしてくれやすいもの**なのよ」

ゆき「ふ～む」

生子「たとえば、

『早く帰ってきてよ！』なら⇩『帰りが遅いと、食事の準備がムダになるから、困るなぁ……』とか、

『メールしてよ！』なら⇩『メールが少ないと、寂しくなって、困るなぁ……』

といった具合にね」

ゆき「うん」

生子「これは仕事上のクレームなどでも同じ。

『機械が壊れたんだ！　どうしてくれる！』ではなく⇩『機械が壊れて、仕事ができないんです。困ってしまっています。どうしたらいいでしょう……？』とかね」

ゆき「……！」

生子「そんな風に〝困った〟をキーワードにすること。すると相手は、『あ、目の前のこの人

は立場が下で、助けを求めているんだ！』と思うわ。これによって、どんな強制よりも、相手は助けてくれやすくなるものよ」

ゆき「……困った」

生子「これは告白でも同じで、うまく告白できなかったら、『困ったな……。何て言っていいか、よく分からないんだけど……』というように、正直に胸の内を出してしまう方が、かえってうまくいくかもしれないわ」

ゆき「分かりました！」

✦ゆうきの出るまとめ✦

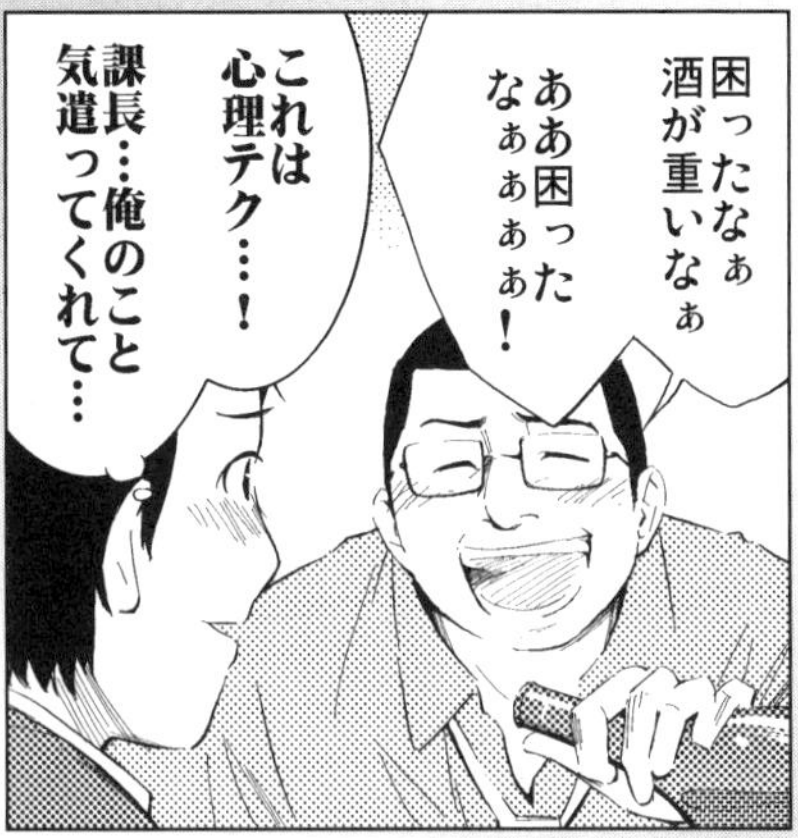

困ったなぁ
酒が重いなぁ
ああ困った
なぁぁぁぁ！
これは
心理テク…！
課長…俺のこと
気遣ってくれて…

28 あまりに強い脅迫は、かえって逆効果になり、相手の心を閉ざしてしまう結果になる！

29 強く脅迫したり怒ったりするより、「困った」と相手に伝えること！

30 その結果、相手は立場を上に感じ、自分は助けを求められていると感じるもの！

31 告白する場合でも、正直に胸の内を「困った」から切り出してみるのも手である！

ココロの処方箋メソッド 09

気分が盛り下ってしまう前にできること

生子　「ゆきくん、こんにちは♪」

ゆき　「……こ、こんにちは」

生子　「♪」

ゆき　「いつも本当にお元気そうで……」

生子　「私には落ち込む要素はないわ」

先生は、上機嫌で次のカードを引きました。

「ときどき意味もなく気分が落ち込んでしまう」

ゆき　「そうなんです。僕、どうしても周期的にとても落ち込んでしまうんです、先生」

生子「そう。そういう悩みを抱えている人は、最近とっても多いのよ」

ゆき「そ、そうなんですか」

生子「今日は、いつも落ち込んじゃうゆきくんに、ちょっとしたヒントを教えるわ」

「一番好き」で盛り上がって

生子「実は心理学者であるハワード・カミンスキーは、気分的に落ち込んだときの最大の対策として、『**これさえあれば**』というものを用意しておくことという方法を勧めているの」

ゆき「……」

生子「ちなみに、ゆきくんの、『これさえあれば』は何？」

ゆき「バ、バス……」

生子「食べ物でも、音楽でも、本や人、ゲームなどなど、何でも構わないわ」

ゆき「バ、バスト……。い、いやっ、食べ物で言うと、ミルクレープやティラミスが好きです。ホタルイカも大好きですけど。音楽で言うと、ミスチルの曲が好きです。本なら、藤子・F・不二雄のマンガ全般でしょうか。日常生活で言うなら、お風呂がかなり好きです。マッサージなども癒されます」

生子「それだけあれば、十分ね」

ゆき「は、はい。先生は何でしょうか?」

生子「私自身の存在よ」

ゆき「……」

生子「何か?」

ゆき「さすがに、いつも必ず用意されているんですね」

生子「とにかく、カミンスキーによると、**まだ元気なうちに、それらを〝常備薬〟のように、側に置いておき、そして万が一、気持ちが落ち込んでしまったときに、それをすぐに使うこと。それこそが何より大切**だと言っているわ」

ゆき「な、なるほどぉ……」

生子「実際に人間は、漠然と『あれが好き』という気持ちはあっても、それらを『回復薬』として使うことまで、ハッキリは認識はしていないはず。だから日頃から、自分が何が好きなのか知っておくことも必要なことなのよ」

ゆき「でも、たとえば、大好きなミルクレープを食べ続けてしまうと、カロリーが気になってしまいます」

生子「そうね。ダイエット中の人やメタボリックな人にとっては、食べ物はカロリーが気になるかもしれないけど、それでも、疲れたときに、手元にある適当なお菓子などを『ヤケ食いする』のより、ずっといいわ」

ゆき「なるほど、なるほど」

生子「用意しておいたのは自分の『一番好きなもの』だから、気持ちの盛り上がりはハンパじゃないわ」

ゆき「！」

生子「その点、とりあえず『手元にあるものを食べた』のでは、すぐに気持ちは盛り下がってしまうもの」

ゆき「『誰でもいい！』という気持ちでそういうことをするより、『本当に好きな人とする方がいい』みたいなものですね」

生子「……」

ゆき「び、微妙な例で申しわけありません」

ガマンしちゃダメ

生子「話を続けるわ。また**さらに大切なのは、『燃料切れになる前に補給しておくこと』**よ。つまりね、車のガソリンも同じ。いったん道路などで燃料切れになってしまうと、ガソリンスタンドまで運ぶのはものすごく大変よね」

ゆき「確かにそうですね。ほとんどの人が、『あと少しで切れそう』というときにガソリンを入れますよね」

生子「ある意味当たり前のことよね」

ゆき「あっ、はい。でも人間、自分のこととなると、なかなかそれができません」

生子「そう。とにかく何も考えずに進み、回復がとても大変な状態になってしまうことが多いの」

ゆき「……」

生子**「だから、『まだいいよ』とか『疲れてないよ』と思ったとしても、とりあえず保険として、前もって『これさえあれば』を自分に与えておくことも大切」**

ゆき「僕の思考では、『一週間に一回』くらいが調度いいのでしょうか」

生子「いえ、もちろんそれでも不安なら、『三日に一回』でも『毎日一回』でも構わないわ」

ゆき「ふ～む」

生子「くどいほど繰り返すけど、**『燃料切れになる前に補給』すること。それは、本当にゆきくんが『ダメだ！』という状態になってから補給するより、ずっと少量で済むし、ずっと効率的になるはず**」

ゆき「分かりました」

生子「実際、ビジネスにおける成功者や、イキイキと仕事をしている人は、あまりストレスを溜めないものよ。彼らの生活を見ていると、普段から自分の趣味や楽しい時間はちゃん

第 3 章 ◆ いつもイライラしっぱなしのあなたへ

ゆき 「そうですね。IT長者も、普段からパーティをしたり、いいものを食べたり、旅行をしたりしていますよね」

生子 「逆に仕事がうまく行かない人ほど、ギリギリまでいろいろなものを切り詰め、ガマンをしてしまうものなの。切れる前の、余裕のあるうちに補給。そのことを覚えておいて」

パートナーにもしてあげて

生子 「そしてこれは、ゆきくんの大切な人や、また友人や同僚や家族でも同じこと」
ゆき 「う、うん?」
生子 「その人たちの『これさえあれば』は、何?」
ゆき 「な、何だろぉ……」
生子 「もちろん本人に聞ければベスト。話題の一つにもなるし、それを知ることで、互いの関係がより深まるはず。もしそれが聞けそうにないなら、思い出してみて。その相手が、いままでにもっとも喜んだものは何だったか」
ゆき 「えっと……」
生子 「食べ物でも何でも構わないわ。それこそ相手の『最も喜ぶ言葉』でも大丈夫。これを、相手が燃料切れになる前に、やはりいつも補給してあげて」

ゆき「いつ、すればいいんですか」

生子「週に1度でも、月に1度でもいいわ。これを繰り返すだけで、相手との関係は確実にうまく行くはずよ」

ゆき「なるほどぉ」

✦ゆうきの出るまとめ✦

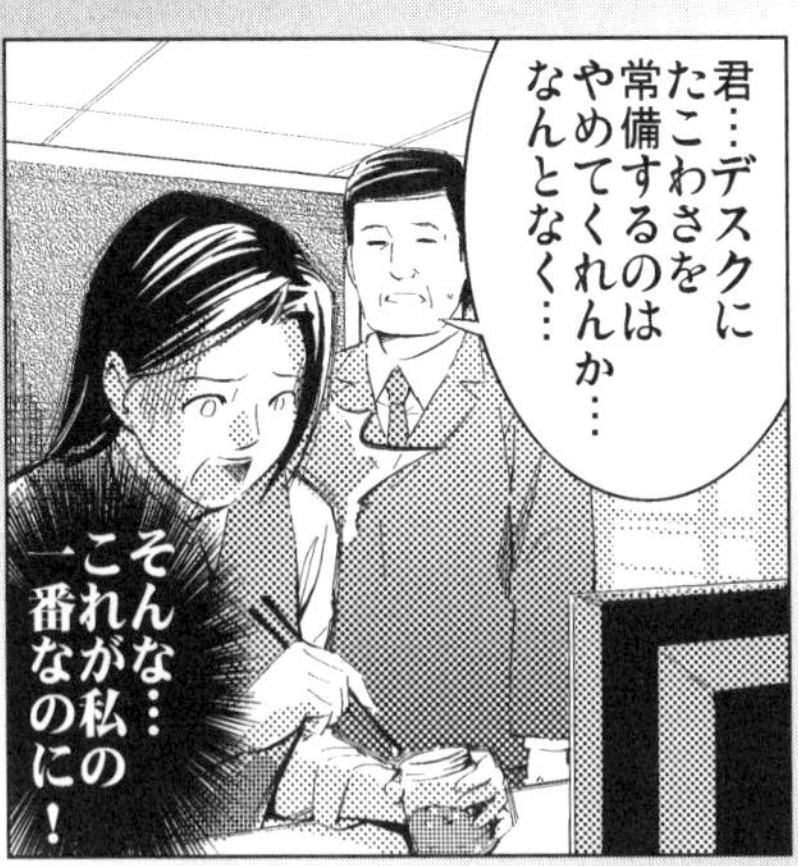
君…デスクにたこわさを常備するのはやめてくれんか…なんとなく…
そんな…これが私の一番なのに！

32 「これさえあれば」というものを、いつも常備薬のように用意しておくこと！

33 その中でも、できれば「一番好き」なものを用意しておくこと！

34 もし可能であれば、心や体の燃料切れになる前に、それらを補給すること！

35 大切な人の「心のガソリン」も、普段から補給してあげることを忘れずに！

❖気持ちい〜いコラム6❖

あなたにとって、そしてあなたのパートナーにとっての「心のガソリン」は何でしょうか。

これは、切れてからでは遅いんです。
その前に、常に補給しておくことが、何より大切なんですよ。
英国の博愛主義者チャールズ・バクストンの言葉に、こんなのがあります。

『何をするにも時間は見つからないだろう。時間が欲しければ自分でつくることだ』

これは、すべてにおいて言えることかもしれません。

「いつかやろう」
「いつか遊ぼう」
「これが終わったら……」
「これが一段落したら……」

なんて考えていたら、人はその前に死んでしまうのでは？ と僕は思います。

まずはいま、この瞬間、心から楽しいことをする。
とにかく強制的に、すごく幸せな時間を先に過ごしてしまうんです。
そうすれば、「これだけ楽しんだんだから……」という気持ちで、いまの仕事も、そして少し勇気のいる、新しい仕事にだって手を出すパワーが生まれるはず。

ポイントは「これだけ楽しんだんだから、しょうがないな」ということを、先にしてしまうこと。
そう、「とりあえずのガマン」なんて、する必要はまるでないんです。

そうでないと、一生永遠のガマンで終わってしまうかもしれませんよ。

ココロの処方箋メソッド 10

対人関係に効く「アメ」と「ムチ」

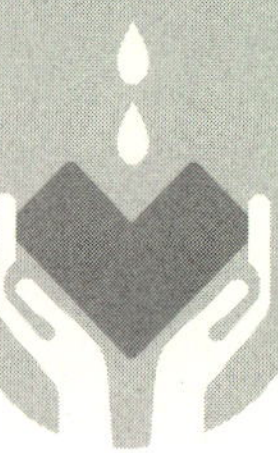

生子「じゃあ、今日はどれにしようかな」

そう言いながら先生は、一枚のカードを引いたのでした。
カードには、こう書いてありました。

「相手との関係が長続きしない」

生子「なるほど……。関係が続かないのね……」

ゆき「はい……。恋愛でも仕事でもそうなんですけど……。誰かと関係が始まっても、すぐに自然消滅してしまうんです……」

生子「じゃあ、今回はこんな話をしましょう」

するの？ しないの？

生子 「いまは日曜日の朝。『今日は何をしようかなぁ……』と思うゆきくんの前に、突然に神様が来て言いました。

『いまからお前にサイコロを振らせてやろう。偶数が出たら、今日一日、天国に招待してやろう。しかし奇数が出たら、今日はずっと地獄で過ごさなければならない。

天国は、お前の想像する、あらゆる快楽や幸せをすべて好きなだけ味わえる場所。

逆に地獄は、お前の想像する、あらゆる苦痛や不幸をすべて強制的に味わわされる場所だ。どちらであっても、今日が終われば、明日から元通りの生活に戻してやろう。

地獄でケガをしたとしても、そのケガは元通りにしてやる。

もちろん、サイコロを振らないことも可能だ。その場合、お前は今日、まったく変わらない生活を送ることになるだろう。どうする？ サイコロを振るか？』

という様にね」

ゆき 「……」

生子 「さて、ゆきくんはサイコロを振るかしら？ 『50％で天国、50％で地獄』にチャレンジするか、しないか、考えてみて」

ゆき　「う、う〜ん……。僕だったら……。振らないかも……」

生子　「さらに問題は続くわ」

ゆき　「え、さらに!?」

生子　「えぇ。さらにもしあなたが『振らない(チャレンジしない)』という場合。神様はこう言うの。
『なるほど…。50%程度の確率じゃ、イヤだと言うのか……。では、60%の確率で天国、40%の確率で地獄ならどうじゃ?』
さぁ、確率が少しアップしました。ゆきくんは、どう答える?　さらにさらに『それでもイヤ』という場合。神様は言ったわ。
『ワガママなヤツじゃな……。じゃあ勝つ確率をさらに上げてやろうか。70%でも、80%でもいいぞ?　もちろん失敗したら地獄に行ってもらうわけじゃが……。お前がギリギリ〝その確率なら勝負をしてもいい〟と思える、天国に行ける確率は何%じゃ?』
この場合、ゆきくんなら、何%だと答える?」

ゆき　「……う〜ん……」

ムチが好きで……

生子「解説するわね。アメリカの心理学者であるキリアムによると、人間は『到達欲求型』と『回避欲求型』に分かれるそうよ」

ゆき「ふ〜ん」

生子「『到達欲求型』というのは、"アメとムチ"で言う、"アメ"に対して強く反応するタイプ。何かの行動をするのに際して、『こういうプラスがあるから頑張ろう』という気持ちが強い人のことを言うの。

『褒められるから仕事をしよう』
『出世したら嬉しいだろうから頑張ろう』
『お金を稼いで、彼女をデートに誘おう！』

というような気持ちをエネルギーに行動する人ね」

ゆき「なるほど」

生子「逆に『回避欲求型』というのは、"ムチ"に対して強く反応する人のこと」

ゆき「ム、ムチ……」

生子「そう。ムチよ。『こういうマイナスの事態になるとイヤだから頑張ろう』という気持ちが強い人を言うの。

『成績が落ちたらイヤだから勉強しよう』

『怒られるとつらいから仕事をしよう』

『クリスマスに恋人がいないなんて寂しいから、デートに誘おう』

という思考をするタイプ。

キリアムによれば、だいたい40%の人が『到達欲求型』。同じく40%が『回避欲求型』。残りの20%が、どちらも同じくらいの『バランス型』だとされているわ」

ゆき「……」

生子「ゆきくんは、どっちの傾向が強い?」

ゆき「……」

生子「まあ、ムチが好きそうだけど」

それ、見た目で言ってますよね。

僕は、心からそう思った。

生子「ここでさっきの問題で、最初のサイコロで〝振る!〟と答えた人は、『到達欲求型』の人と考えられるわ。地獄は恐いけど、それより何より、天国を味わってみたい! いま

ゆき 「の生活では味わえない快感を得てみたい！　という思考が強い人。また『60％』のときに"振る！"と答えた人も、この傾向が高いと言えるわね」

生子 「はい。そう考えると自分は『回避欲求型』の傾向が強い人間かと」

ゆき 「そんな気はしてたわ」

生子 「してましたか……」

ゆき 「一般に『ギリギリこれなら振る』という確率が低い数字の人ほど、『到達欲求型』の傾向が強いと考えられているわ。あなたのように『90％以上』や『99％くらいにならないと振らない』という人は『回避欲求型』の傾向が強いと考えられているわね。『天国は確かに楽しそうだけど、とにかく地獄は避けたい！　それなら、何も変わらない生活の方がマシ！』と考えるタイプね」

生子 「でも、実は、ムチもそれはそれでいいかなと……。多分苦痛は苦痛で"アリかも"と思っているのかもしれません」

ゆき 「そう。もちろん、『天国と地獄』というのは、人によって想像の具合が違うかもしれないから、他にも客観的な心理テストをしてみましょう」

生子 「は、はい」

セクシーなことでもOK！

生子　「次の三つ、それぞれAとBで答えてみて。どちらかと言うと、で構わないわ。

【1】高校生（or学生）のとき、あなたはなぜ勉強しましたか？

A　成績が悪くなるのがイヤだったから

B　いい成績を取るのが楽しみだったから

【2】仕事で休みを取る場合、その理由は？

A　仕事をずっとしていると、疲れてしまうから

B　行ってみたいところ、やってみたいことがあるから

【3】恋人と別れるのは、どちらの場合が多い？

A　付き合っていることが苦痛だったり、関係を続けることがマイナスになると思ったとき。

B　新しい恋人ができたり、一人で気楽に生きたいと思ったとき。

ここで、Aが多い人は、客観的に見て『回避欲求型』の傾向が強い人。Bが多い人は、『到達欲求型』の傾向が強い人と言えるわ」

ゆき　「な、なるほどぉ～」

生子「あなたどっちだった?」
ゆき「やっぱり『回避欲求型』かな、でも……」
生子「続けるわよ。キリアムは、このタイプを知っておくことは、仕事や勉強で何より重要なことだと言っているわ。到達欲求型（＝アメ型）の人は、とにかくどんなことをすると きも、"報酬"を強く認識すること。

『この仕事をしたらどうなるのか?』

『この勉強を終えることで何が得られるのか?』


そのことをハッキリ認識しておくことよ」

ゆき「は、はい」

生子「言うまでもないけど、すべての行動には『目的』があるはず。勉強をする⇩いい成績が得られる⇩いい学校に入る⇩収入が上がる⇩楽しいことがいろいろとできる⇩それに収入が低い人よりは、モテるかもしれない、など、どんなことでもいいから改めて考えることが大切よ」

ゆき「はい」

生子「『これが終わったら、アイスを食べていい』

『もしハッキリ思い描けないなら、

『これができたら、あのゲームや服を買っていい』

など、明確な〝報酬〟を自分に与えること。また何より、いまの仕事や勉強の中で『あぁ、ここが楽しいなぁ』ということを見つけることも大切だわ」

ゆき　「分かりました」

ゆき　「さらに恋愛や告白なら、

『あの人とうまく行ったら、こんなことや、あんなことが……』

と考えてみること」

ゆき　「！」

生子　「それこそセクシーなことを考えても、もちろんＯＫ」

ゆき　「!!」

生子　「いずれにしても、あなたがダレてしまうのなら『報酬が無かったせいだった』と考えることが大切なの」

ムチが好きならどうすれば……

ゆき　「ム、ムチのタイプは、どうすれば」

生子　「そうね。逆に回避欲求型（＝ムチ型）の人は、やはり仕事や勉強で〝罰〟を認識すること。この仕事で失敗したらどうなるのか？　この勉強ができなかったら、どれだけつらいことになるか。その事態を明確にイメージすること。仕事できない⇩お金が無くなる⇩家を追い出される、などなど、考えると微妙にハードになりそうだけど、できる限りの『バッドエンド』を考えてみて」

ゆき「うぅぅぅ」

生子「ゾクゾク、ビクビクして、とりあえず仕事や勉強をしようという気持ちが湧いてくるはずよ」

ゆき「ゾクゾクしていいんですか……」

生子「これは恋愛でも同じ。どうしても告白や誘いができないなら、**『この気持ちを溜め込んでしまったら、後でどんなに後悔するか』『ここでこの人を逃して、他の人とデートや結婚しているところを想像したら、どんなに切ないか』**を考えてみること。ゆきくんが行動できないなら、**『罰をハッキリ分かってなかったせいだった』**と考えることが大事よ」

ゆき「これでムチの意味も、よく分かりました」

生子「ただ、この二つのタイプは両方あるのに越したことはないわ。**『うまく行ったら、こういう幸せがある。しかしうまく行かなかったら、こういう不幸**

がある……』

この二つがそろったとき、人はもっとも大きな力を発揮できる。だから到達欲求型の人は、たまには〝罰〟を。回避欲求型の人は、たまには〝報酬〟を認識してみることで、より新鮮な気持ちで仕事などを頑張ることができるかもしれないわね」

ゆき「なるほどぉ……」

どうしてするの？

生子「それじゃ次は、いままでの話をちょっと応用してみるわね。人間は、

『到達欲求型』⇩アメ（報酬）に対して強く反応する人

『回避欲求型』⇩ムチ（罰）に対して強く反応する人

の二つのタイプがいるということだったわね。アメなら〝報酬〟を、ムチなら〝罰〟をちゃんと明確に考えてから、勉強や仕事をすることが大切……ということだったはず」

ゆき「はい」

生子「そしてここでは、もう一歩だけ進めてみるわ。いまのアメとムチの、対人関係における応用を、少しだけ話すわね」

生子「まず、ゆきくんの好きな人、また同僚は、どちらのタイプ？」

ゆき　「え～っと、どっちだろう」

生子　「もちろん前回の心理テストをやらせれば分かると思うけど、それができない場合はこんな質問をしてみること」

ゆき　「？」

生子　「たとえば相手が『資格の勉強をしようと思ってるんだ』や『ダイエットしようと思っているの』という話をしたときに、ここで、『どうして？』って聞いてみて。

『やっぱ資格取っておくと、将来は有利だし』

『ダイエットした方がキレイになって、モテるし』

と相手が言うのなら、アメ。『到達欲求型』よ」

ゆき　「うん」

生子　「逆に、

『資格がないと、先々困ることも多いかもしれないし』

『みんなダイエットしてるから。私だけしないのも……』

『だっていま太ってるから』

と言うのなら、ムチ。『回避欲求型』の傾向が強いタイプと言えるわ」

ゆき　「な、なるほどぉ～」

生子　「相手のタイプによって、誘い方や動かし方は変わってくるわ。到達欲求型なら、

『すごく面白い場所があるから、行ってみようよ』
『デートできたら自分がものすごく嬉しいから、行こうよ』
『うまく行ったら打ち上げやるから、頑張ろうよ』
などのように伝えること。
これが回避欲求型なら、
『みんな行ってる場所みたいだから、行かない？』
『せっかくの夏休みに何もしないのももったいないし、行こうよ』
『失敗したらかなり大変な事態になるから、頑張ってくれ』
というように伝えるのがベターね」

ゆき「分かりました！」

僕がアクセルなら、君はブレーキ

生子「そして最後に、もう一つだけ大切な事実を言うわ。前述した心理学者キリアムによると、『長く付き合っているパートナーは、片方が到達欲求型、もう片方が回避欲求型になっていくもの』
と唱えられているの。

たとえば、夫婦。

夫『新しい仕事、始めたいんだ。成功したら、賃貸から出られるぞ!』

妻『そんなこと言って……。収入が低くなったら、子供たち、どうするの?』

この場合、夫が到達欲求型、妻が回避欲求型。

この逆もあるわね。

妻『うちのコ、もっといい学校に行かせないと! 勉強させましょうよ』

夫『いい学校に行っても、勉強についていけなかったらどうするんだ……。ほどほどが
　いいんだよ……』

ゆき　「……」

生子　これは妻が到達欲求型、夫が回避欲求型」

ゆき　「……」

生子　「すなわち、このような形になるのは〝自然なこと〟なの。逆に言えば、こういう役割が
　できているからこそ、ある意味二人の関係にバランスが取れて、長い付き合いができる、
　というわけ」

ゆき　「アクセルとブレーキのような関係ですね」

生子　「そう。二人ともアクセルでは失敗したときに悲惨だし、逆に二人ともブレーキでは気持
　ちが落ち込んでなかなか行動できなくなってしまうわ。たとえば両方ともアクセルを踏
　み込むタイプだとしても、相手がより大きなそのタイプであるのが分かったとき、人は

無意識に、ブレーキの役割を強く出すのかもしれない」

ゆき「なるほどぉ……」

生子「これはビジネスなどでも同じで、上司が革新的な場合、部下は保守的な判断をすることが多くなるし、逆もまた然り。長く付き合う場合、これこそが自然な状態なのよ」

ゆき「!!」

生子「すなわち、あなたが『アクセル』（到達欲求型）でも、パートナーが『ブレーキ』（回避欲求型）だとしても。また、その逆だとしても。相手があなたの気持ちをまったく分かっていなかったり、あなたの力を信じていない……というわけではないわ」

ゆき「はい」

生子「だから、そんなときでも決して寂しく感じたりしないでね」

✦ゆうきの出るまとめ✦

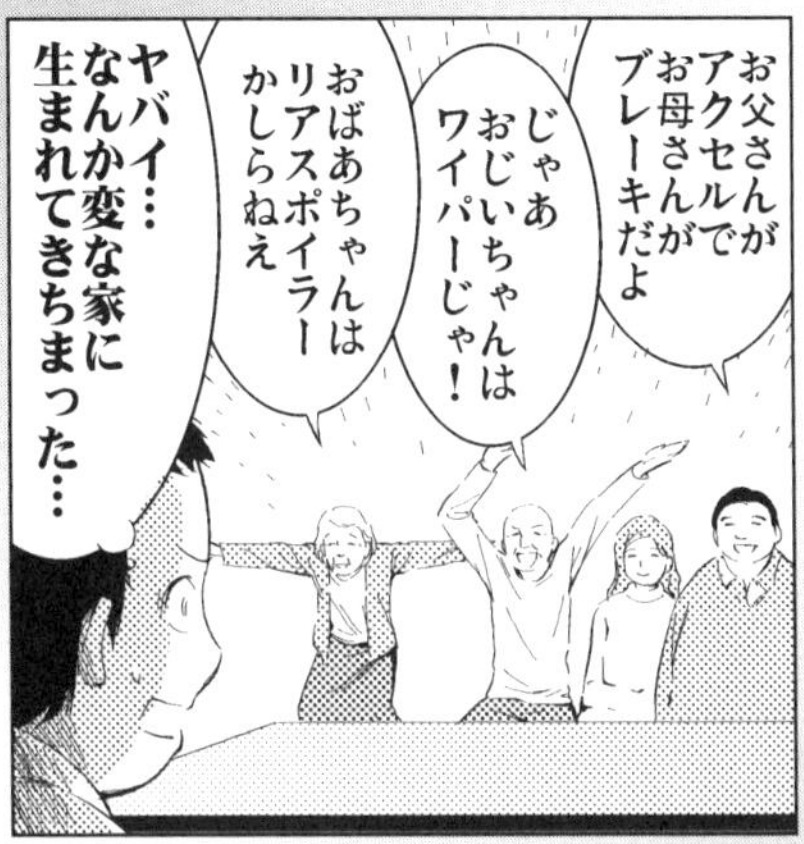
お父さんがアクセルでお母さんがブレーキだよ
じゃあおじいちゃんはワイパーじゃ！
おばあちゃんはリアスポイラーかしらねえ
ヤバイ…なんか変な家に生まれてきちまった…

36 自分が「アメ」と「ムチ」のどちらのタイプか認識し、アメには「報酬」、ムチには「罰」を意識してから何か始めること。漠然と何かをしたり、諦めてしまうことは避けるべき！

37 対人関係でこの二つのタイプを知っておくことはとても大事！

38 付き合いが長い二人なら、自然と片方がアクセル、片方がブレーキになっているはず。だから相手が自分のことを信じてない、なんて思う必要はない！

❖ 気持ちい〜いコラム7 ❖

こんな言葉があります。

『過去の成果で未来を生きることはできない。人は一生何かを生み出し続けなければならないのだ』
―カール・ハベル（大リーガー投手）

過去の栄冠に浸るのは、確かに幸せなことかもしれないいません。
しかしそこには、何のアメもなければムチもない。ある成果で食いつないで行こうとしたとき、その人の老化が始まっているというわけです。

どんなに小さなことでもいい。いまのみなさんにとって、嬉しいこと、楽しく感じること、そして、どうしてもなりたい自分は、どんな自分かを描いてみることです。

人は、目指している方向に進むだけで、気持ちがずっとラクになるものなんですよ。

ココロの処方箋メソッド 11

相手の「性格」にイライラしっぱなしなら……

生子「さぁ、今日もカードを引くわね」

ゆき「は、はい」

先生が引いたのは次のカードでした。

「イヤ〜な相手を何とかしてやりたい」

生子「いい加減、こっちが疲れてくるわね」

ゆき「……すみません」

どっちのせいなの？

ゆき「じゃあまずは、ゆきくんに、ちょっとした問題を出すわね」
生子「は、はい」

さて、今日は、あなたの大好きな人とデートです。
しかし、会ってしばらくすると、相手が、ささいなことで怒り始めました。
こんなとき、あなたの考えはどちらに近いでしょうか？

A「……ほんと、この人って怒りやすい性格なんだよね……」
B「何かイライラすることがあったのかな……？」

生子「さぁ、ゆきくんはどっち？」
ゆき「うーん……。ちなみに先生なら、どっちですか？」
生子「私なら、〝瞬殺〟するわね」
ゆき「でしょうね」
生子「単刀直入に言うわ。実は人間は、誰かの行動の原因を『状況』ではなく『性格』に求めやすいことが分かっているの」

ゆき 「ふうん……」
生子 「つまり、『状況ではなく、性格のせい』これが、今夜のメインキーワード」
ゆき 「……どうみても、先生の場合、性格に原因があるかと……」
生子 「……」
ゆき 「つ、続きを」
生子 「ハッキリ言ってしまえば、誰かが何かをした場合『状況によって仕方なく』や『何らかの理由によって、どうしようもなく』ではなく『その人の性格によるもの』だと考えてしまうということ」
ゆき 「なるほど……」

「性格のせい」なのね

生子 「アメリカの心理学者であるスタインメッツらの行った心理実験を紹介するわ。彼らは被験者を三人ずつのグループに分けて、その三人を、それぞれ『司会者』『解答者』『観客』に分けたの」
ゆき 「うん」
生子 「そして、『司会者』に用意されたクイズを出させて『解答者』に答えさせたの。そしてそれを『観客』役の人が見ていたというわけ」

ゆき「テレビの公開クイズ番組形式ですね」

生子「そうね。このクイズが一通り出題されたあとに、『観客』役の人に、『あなたは、司会者と解答者をどう思いましたか？』と聞いたの」

ゆき「は、はい」

生子「すると、その結果。ほとんどのグループにおいて、『司会者』は、『解答者』よりも、頭が良くて知識も豊富であるというイメージができていることが分かったのよ」

ゆき「なるほどぉ……」

生子「さらに、『解答者』に聞いたところ、『司会者の方が自分たち解答者よりも能力があると思う』と答えたの」

ゆき「でも、もともと、そういう人だったんじゃないんですか」

生子「違うわ。当然だけど、この配役はランダムに分けられたもの。必ずしも、司会者の方が頭がいい、ということではないの」

ゆき「ふ～ん」

生子「すなわち。

『司会者は、あれだけたくさんの問題の答えを知っているんだから、そもそも頭がよくて、知識そのものも豊富なんだ』と考えたわけ。

冷静に、
『司会者は、問題を読んでいるだけだから、いろいろなことを知っているかのように見えるんだ』と考えた人は少なかったの」

ゆき「ある意味〝役得〟ですね」

生子「そうとも言えるわね。これが**『状況ではなく性格のせい』**という心理効果よ」

させたのはあなたでしょ

生子「実はこの効果、他の場合でも示されているわ」

ゆき「女王様と奴隷ですか」

生子「……」

ゆき「……」

生子「たとえば、心理学者ジョーンズによる実験。彼らは被験者たちに、
『いまから学生たちに、妊娠中絶を擁護している論文を、書き写させる作業をやらせてください』と言ったの」

ゆき「写経ですか」

生子　「そんな感じね。被験者は、それに従って、学生たちに、その論文を書き写させたの。そしてそのあとに、

『では、この学生自体は、妊娠中絶を擁護していると思いますか？　それとも反対していると思いますか？』と、被験者に聞いたわけ」

ゆき　「……？」

生子　「すると被験者たちのほとんどは、『学生は、擁護しているに違いない』と答えたの」

ゆき　「えっ、でも書かせたのは被験者本人でしょ!?」

生子　「すなわち、自分がある論文を書かせたという『原因』や『状況』をハッキリ分かっているのにもかかわらず、それでも人は、『性格によるものだ』と考えてしまうわけなのよ」

ゆき　「恐ろしいですね」

生子　「ゆきくんの不可解な行動やダメな行動も、可哀相だけど間違えなく、絶対『性格』のせいなのよね」

ゆき　「ええっ!?　どうしてそうなるの……」

生子　「何にでも例外はあるものよ」

ゆき　「……」

無意識にしてしまうもの……

生子「こういう実験は、他にもたくさんあるわ。しかし、いずれもある人が強制的に何かをやらされていることを、周囲の人が知っていたとしても、『その人の性格による行動だ』と思ってしまう、という結果になっているの」

ゆき「……」

生子「続けるわよ。さて、ここからが重要。先ほどのテストの結果を見てみましょう。Aの『……ほんと、この人って怒りやすい〝性格〟なんだよね……』これを選んだ方は、典型的にこの思考をしている可能性があるわ」

ゆき「うん、うん」

生子「もちろん、『だって、いままでだって何度も何度もこの人は怒ってきているじゃん』と思うかもしれない」

ゆき「確かに……」

生子「ただ、人は『これはこういう理由（こういう性格のせい）だ』と思ってしまうと、無意識に自分の判断を裏付ける事実ばかり集めてしまうものなの。相手が怒らないこともあったり、笑っていることも多くても、それでも『この人は怒る性格なんだ』という思い込みから、本当にそれ以外の事実に目を向けず、そして忘れてしまうことも多いもの」

ゆき「でも……いつも怒っている先生は……」

生子「その結果『やっぱり怒っている事実ばかり記憶に残っている。だから、この人は怒りっぽいんだ』と考えてしまう可能性もあるの。注意してね」

ゆき「じゃあBの『何かイライラすることがあったのかな……？』を選んだ人は？」

生子「こう思える人は、とても冷静な人。相手に対してソフトに接することができるはず。ただ、こういう思考ばかり繰り返しすぎるのも問題」

ゆき「なぜですか？」

生子「それこそ、ゆきくんみないな〝ダメ男〟も、笑って許しすぎてしまう可能性があるためよ」

ゆき「そっ、そうですね……。こちらのタイプも注意はした方がいいんですね」

長くて深〜い関係ほど……

生子「この『状況のせいではなく、性格のせい』という思考。もちろん他の場合でも、よく起こるのよ」

ゆき「うん」

生子「たとえば、ゆきくんの頼んだことを、相手が忘れていた場合」

ゆき 「例が切なすぎます」

生子 「こんなとき、

　　『たまたま忙しかったんだろうな』

　　『偶然にも、他のことをしていて忘れちゃったんだろうな』

　　などと『状況』のせいと思える人というのは、非常に少ないもの」

ゆき 「なるほどぉ……」

生子 「普通は、

　　『これは、私のことを軽く見ているからに違いない！』

　　『この人、性格的にこういうボーッとしたヤツなんだ！』

　　そんな風に考えてしまう人も多いんじゃないかしら」

ゆき 「そうですよね」

生子 「また、相手が仕事を辞めてしまった場合。

　　『たまたま、職場が悪かったんだ』

　　『体力的に、疲れていたんじゃないかな』

　　こんな風に『状況』で考えられればいいけれど、たいていは、『性格』のせいにしちゃうでしょ」

ゆき 「……し、してます……」

生子　「ゆきくんに対して、
『この人、いつでもサボる性格なんだ……』
『何でも長続きしないんだ……』
そんな風に判断してしまう人も多いのよ」

ゆき　「そうだったんですか」

生子　「特に、それが夫婦や恋人などで、相手との関係が近くて長くなるほど、ついその思考をしてしまう傾向は高くなるの。無意識のストレスを、つい相手にぶつけてしまうのよ」

ゆき　「先輩と後輩でも、言えると思います」

生子　「するとどんどん関係が悪くなり……。ある意味、マイナスのスパイラルなのかもしれないわね。まさに、別れのスパイラル」

ゆき　「スパイラルはなかなか抜けられないですよね」

生子　「私の同僚の女医の話を教えてあげる。彼女は学生のころ、ある男性と付き合っていたの。その関係がやや倦怠期のとき、彼が他の学部に編入したのよ。その話を聞いて彼女は、『この男は道が定まらない人だ！』と考えたわけ。
しかし、その男性と別れてから、ありえないことに、まだメールのやり取りをしていたんだけど、その際に、その相手が『転職した』と聞いて、『あぁ、大変な職場なんだろうな』

第3章 ◆ いつもイライラしっぱなしのあなたへ

と思ったんですって」

ゆき 「ふ〜む」

生子 「この例は、相手と深く関わっていたときは『性格』の判断をしていたわけだけど、改めて離れることで、そこまで感情的になることがなく、『状況』による判断になった、という好例よね」

ゆき 「なるほど……」

ゆき 「……」

生子 「……」

ゆき 「まぁ、私の体験なんだけどね」

ゆき 「あぁ、やっぱり」

生子 「いずれにしても、人は『性格』のせいにしやすいということを覚えておくことは、何より重要なことなのよ」

イメージする、ただそれだけで……

ゆき 「では、こんなスパイラルのときには一体、どうすればいいのでしょうか？」

生子 「これを防ぐ方法として、心理学者であるセルジュ・シコッティは、『**相手の立場をイメー**

ジすることが大切だ』と提唱しているわ。実際に被験者に対して、『ある人の行動と同じことをやってもらう』もしくは『それをやっているところをイメージしてもらう』ことによって、その行動を『性格ではなく状況によるもの』と判断することが多くなった、という実験があるの」

ゆき「な、なるほどぉ……」

たとえば、あなたの恋人の生活をイメージしてみる。

夫婦なら、相手の毎日を考えてみる。

自分と同じ性格でその状況に置かれたら、どうなるだろう……。

そんなことを考えることが、何より重要なのです。

みなさんも、どうか覚えておいてくださいね。

ゆうきの出るまとめ

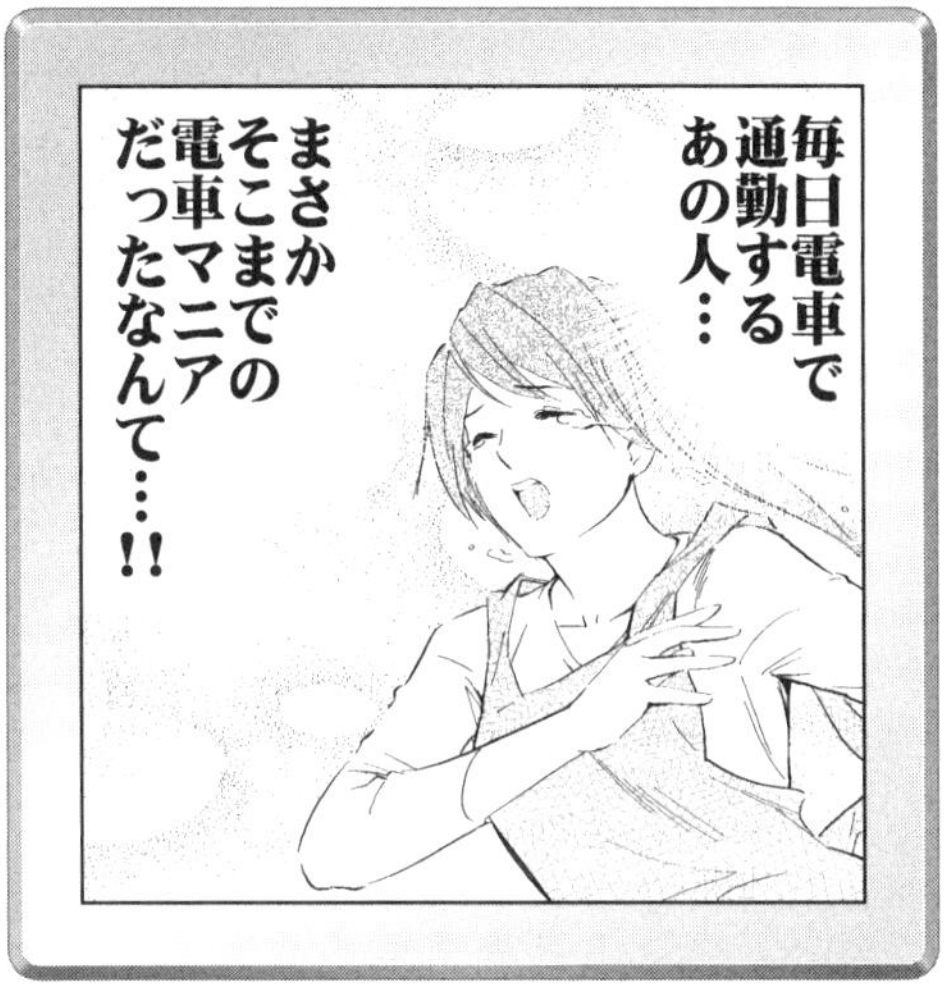
毎日電車で
通勤する
あの人…
まさか
そこまでの
電車マニア
だったなんて…!!

39 人は誰かの行動を見た際に、状況ではなく「性格のせい」と考えてしまうもの！

40 この傾向は、相手との付き合いが長く深くなればなるほどアップする！

41 これを防ぐためには、たまには「相手の立場や行動をイメージ」してあげること！

❖ 気持ちい〜いコラム8 ❖

ある人との間に何かトラブルが起きたときに、たった一言「それは、相手の性格が原因じゃないんだ」と思うことを、決して忘れないでください。

そして、相手の立場、相手のスケジュールになったつもりで、もう一度だけ考えてみてあげてくださいね。

これを読んでいるみなさんご自身も、苦しいときや、うまく事が運ばないときも、多いのではないでしょうか。

こんなときに、他人やパートナーからも責められたら、何を頼っていいのかさえ分からなくなってしまいますよね。

人の心なんて、本当はそれほど大きくは変わらないもの。だから、その人との関係を諦めてしまう前に、あと一歩だけ、相手の立場と行動を考えてあげてみてください。

それこそが、何より皆さんご自身の心を安らげることになるのですから。

第4章

いつも楽しくないあなたへ

ココロの処方箋メソッド 12

「飢餓感」を幸せに変える方法

生子「さぁ、本日のカードは、これね」

彼女はそう言いながら、カードを引きました。
カードには、こう書いてありました。

「何だか気持ちが満たされない」

ゆき「……」
生子「……」

「まんきが」って知ってる?

生子「まぁ、こういう風に悩んでしまうことって、結構あるよね」

ゆき「はい…。何だか、言葉にできない満たされない気持ちというか、つらい気分というか……」

生子「……そう……。じゃあ、あなたにはこんなアドバイスをしましょう」

ゆき「は、はい……」

生子「……」

ゆき「……」

生子「頑張って」

ええっ!?　それが結論。
僕は非常に切なくなった。

生子「……じゃあ、まぁ、今日はこんな話をしましょうか」

ゆき「は、はい」

生子「人間には、**『慢性的な飢餓感』**があるの」

ゆき「ま、慢性的な飢餓感？」

生子「えぇ。どんな人間でも、いつでも飢えているのよ」

ゆき「飢えてる……？　な、何にですか？」

生子「じゃあ、聞きましょう。

1 愛　2 快感　3 幸せ

人間は次のうち、何に飢えていると思う？」

ゆき「……あ、愛ですか？　い、いや、でも、幸せにも飢えているような……」

生子「正解は、〝全部〟よ」

僕が考えた時間を返して。

生子「愛、快感、幸せ、達成感、充実感……。いや、何でもいい。とにかく、心がプラスに満たされるような、すべてのものよ」

ゆき「……な、なるほど……」

生子「君は、心にモヤモヤした気持ちを抱えていることはない？　もしくは、なんだか満たされない気持ちになっているときはない？」

ゆき「あぁ、あります……。しょっちゅうです」
生子「それもすべて、『慢性的な飢餓感』よ。略して『まんきが』ね」

略さないで欲しい。
僕は心からそう思った。

オトナになるって、寂しい

生子「これは、どんな人間であっても同じことなの。人間はどんなに幸せに浸っても、必ず〝飽きる〟ものなのよ」
ゆき「え？」
生子「大成功した億万長者。もしくは、ものすごくイイ男、イイ女を得た人間。またはこれ以上ないほどの権力を握った人間……」
ゆき「……はい……」
生子「どんな喜びも、確実に人間はそれに〝慣れる〟のよ」
ゆき「なるほど……」

生子「ＩＴ企業の社長だって、次々と事業を広げようとするでしょう？　株を買った人間だって、勝てば勝つほど欲が出てくるでしょう？」

ゆき「は、はい……」

生子「他にも、たとえば恋人に、ある年に1万円のプレゼントをもらったとするわ」

ゆき「はい」

生子「するとそのときは、大喜びだったかもしれない。でもその次の年に、同じように1万円のプレゼントをもらったら、どう思うかしら？」

ゆき「……正直、あまり感動しないかもしれません……」

生子「そう！　人間は必ず〝慣れる〟のよ。さらに極端な話をすれば、子供のころには、小さなお菓子のオマケをもらったり、または５００円のマンガを買ってもらうだけでも、ものすごい喜びだったはずよ。でもいまの自分がそれをもらっても、確かに嬉しいけど、子供のときほどの喜びはないでしょう？」

ゆき「絶対そうですね……」

生子「オトナになるというのは、ある意味寂しいことなのよ……」

ゆき「そうかもしれませんね……」

生子「１００円のプレゼントで、永遠に喜ぶ男が欲しいわ」

先生、そんな本音が。

満足できないの……

ゆき「でも、本当に誰でも、なんでしょうか……」

生子「そう。誰でも、よ。たとえば、すごくいい女と付き合うことができた男だって、そのときは幸せだけど、しばらく経てば気持ちが落ち着いてしまうことが多いわ。逆に、すごく好きな男と結婚できた女だって、そのときは幸せでも、しばらく経てば『隣のご主人は海外旅行ですって……。羨ましいわぁ……』になるのよ」

ゆき「……」

生子「とにかく人間は、〝慣れる〟の。これは進化学的に考えたら、当然のことなのよ」

ゆき「ええっ!?」

生子「すごく当たり前なんだけど、入試で95点の人間と、94点の人間がいたとするわ。あと一人しか合格できないなら、どっちがどのくらいの確率で合格すると思う?」

ゆき「い、いや、ほぼ確実に、95点の人間ですよね……」

生子「その通り。これは生存競争でも同じなの。ほんのちょっとでも上に出た方は、必ず有利になるのよ。すなわち、

『何があっても絶対に満足せず、さらに上を目ざす人間』と、『どこかで満足し、それ以上は目ざさない人間』がいたとするわ。このとき、生き残りやすいのは、どっちだと思う？」

ゆき「ぜ、前者ですか…!?」

生子「そう！　たとえばいま、トリの群れを見つけたとする。このとき、後者の人間は、一羽を得ただけで満足するでしょう。逆に前者は、いま食べられなくても、とにかく可能な限り集めるに違いないわ。でもその獲物を、突然のできごとで失ってしまう可能性だってある。このときに一羽しか捕らえてなければ、死んでしまう可能性だってあるでしょう。でもたくさん集めていたら、生き延びることだってできるわ。また多くの余裕があれば、本人の家族や親類含めて、多くの近親者が生き延びられる。これによって、似た遺伝子が生き残りやすくなるのよ。つまり、本能的に『欲深い方』が生き残りやすいの。『慎み深さ』なんて、生き残るためにはジャマでしかないのよ。いまの我々は生物学的にそんなふうに生き残ってきた人類の子孫なんだから、欲深くて、満足しないのはある意味当然なのよ」

ゆき「なるほど……」

生子「これは愛でも同じなの。

『あの人と結婚できただけで満足』という女と、

『あの人と結婚できたけど、もっといろいろ守って欲しい。もっといろいろと手をかけて欲しい。食事ももっといいものをたくさん食べさせて欲しい』という女がいたとするわ。当然だけど、何かあったときに生き残りやすいのは、後者になるわよね？」

ゆき「……は、はい……」

生子「愛だろうが食事だろうが、**人は貪欲であるほど、生き残りやすい**のよ」

ゆき「そうですね……」

生子「よく『足るを知るべきである』という考えがあるけど、それは当然のごとく、『人が欲を捨てきれない』からこそ、できた教えなの」

ゆき「な、なるほどぉ……」

生子「繰り返しになるけど、人間が『満足できない』のは当然なの」

ゆき「はい」

生子「どんな快感を体験しても、どんな富を得ても、どんな幸せに浸ることができても、必ず〝慣れる〟。そしてさらなるプラスを求めてしまう……。だからこそ、常に『慢性的な飢餓感』があるのよ」

ゆき「分かりました……。でも、人間ってやっかいな生き物ですね……」

生子「そう思う？」

ゆき「は、はい。だって人間だけ、エンドレスで飢餓感があるなんて……」

生子「あなたは誤解してるわ。慢性的な飢餓感があるのは、人間だけじゃない。地球上、生物はみんな、慢性的な飢餓感を持っているのよ」
ゆき「え？」
生子「というか、大半の動物の飢餓感は、文字通り『食欲』。野生動物なんて食料を保存することはできないから､常に何かを捕らえ､食べ続けていないと生き残ることはできないの」
ゆき「……」
生子「同じように、自分を狙っている動物もたくさんいるわ。すなわち動物は、食事を求め、同時に他の生き物から狙われない、安住の地を求める。それらを求める続ける飢餓感から、逃れることはできないのよ」
ゆき「わ、分かりました……。どんな生き物も、つらいんですね……」
生子「そう思ってしまうのが、あなたの底の浅いところね」
ゆき「……」
生子「普通の人間の底の深さが海だとするなら、あなたの人間性は、水たまりなみの浅さね」

そこまで言いますか。

行動すれば、もっと快感

生子「いい？　飢餓感というのは、とても大切なの」
ゆき「え？」
生子「たとえばあなたが、砂漠で迷ったとするわ」
ゆき「……」
生子「水がない。食料もない。君はものすごい飢餓感に襲われるの」
ゆき「は、はい。死にますよね……普通」
生子「まぁ、あなたなら光合成でも何とかできるかもしれないけど」

できませんから。

生子「いずれにしてもそんなとき、あなたはどうするかしら？」
ゆき「たぶん、街とかオアシスを探そうとすると思います」
生子「そう！　そしてゆきくんは、必死にオアシスを見つけたわ！」
ゆき「お、おお！」

生子「一生の運を使い果たして、オアシスを見つけたの！」
素直に普通に見つけさせて欲しい。
僕は心からそう思った。
生子「このときに水を飲んだときの喜びや、木の実を食べたときの幸せを、想像できるかしら？」
ゆき「……すごく嬉しいでしょうね……」
生子「えぇ。『快感』でしょう?」
ゆき「はい」
生子「でも、飢餓感がなかったら、これらを求めようとは思わないはずよ」
ゆき「た、確かに……」
生子「飢餓感というのは、ガソリンのようなものなの。飢餓感があるからこそ、人は何かに対して行動しようと思えるのよ」
ゆき「……」
生子「逆に砂漠にいる人間から、飢餓感を奪ったらどうかしら。そう。水や食料を、突然に与えるのよ。そうしたら、その人間は、オアシスを目指すと思う?」

ゆき「いや、行かないでしょうね……」

生子「そうね。その結果『自分の力でオアシスを見つけて、水を得られた喜び』を味わうことは、永遠にないわ。でもそれは、誰かに水を与えられるより、ずっとずっと上の快感なのに」

ゆき「……」

生子「飢餓感があるからこそ、人は行動するの。その結果、飢餓感がまったくない、満足している人間より、ずっと大きな快感を得ることができるのよ」

ゆき「な、なるほど……」

生子「これは『寂しさ』や『性欲』、また『愛』に対する気持ちだって同じ。それらが満たされず、飢餓感があるからこそ、『口説き』や『告白』なんて大変なことをやろうと思えるの。そしてそれが成功すれば、当然だけどすばらしく嬉しいことが待っているでしょ？」

ゆき「そ、そうですね」

生子「ヘンな話、たとえばマンガやアニメなどで、それらが満たされてしまうとどうかしら。その場合、飢餓感がなくなるから、わざわざ現実の男性や女性などに、エネルギーをもって行動しようとは思えなくなるはずよ」

ゆき「あ、アキバ系の話ですか」

生子「そう。とはいえ人間の本能はそこまで弱くないから、まぁ、現実的な欲求はなかなか消えるものじゃないけど……」

ゆき「……」

生子「何にしても、**『慢性的な飢餓感』は、『ガソリン』。そしてすなわち、快感のための導火線**なの。
それがあるからこそ、より大きな快感を得ることができるのよ」

ゆき「分かりました……」

実際に僕は、自分自身のことを思い出した。
高校時代、ものすごい飢餓感があった。
まぁ、好きな人に振り向いてもらえない、というのが、いまから考えると一番の理由だったと思う。
そのエネルギーを勉強に向けたからこそ、大学に合格したように思える。
すなわち大きな飢餓感があったからこそ、同じく大きな成功を得られた……、と考えられる。
もしあのとき、好きな人に振り向いてもらえていたら……。もうそれだけで満足してしまい、飢餓感からのエネルギーは湧かなかったかもしれない。

生子「どう？」

ゆき「えっ……」

生子「過去のことで思い当たること、あった？」

ゆき「は、はい」

「遊び」だからこそ刺激的

ゆき「あ、あの、でも先生」
生子「なぁに？」
ゆき「よく、仕事で大成功をした人が、遊んで暮らすなんてこともありますよね」
生子「えぇ」
ゆき「これは、飢餓感がなくなっている……とは言えないですか？　特に遊びって、飢餓感ってあまり必要ないように思えますけど……」
生子「本当にそう思う？」
ゆき「え？」
生子「遊びほど、飢餓感を手軽に刺激するものはないのよ」
ゆき「ええっ～!?」
生子「たとえば遊びの代表格と言えば『ゲーム』でしょう。将棋。囲碁。もしくはゴルフなどのスポーツでも、対戦ゲームでもいいわ。これらすべて、人と競い合うものね。『誰かに勝ちたい。優位になりたい』というのは、人間の根源的な欲求なの。そしてこれが、ゲームの場合、何度も何度も短時間のうちに繰り返される。その結果、『この次も勝利を！』という飢餓感を、強く煽るのよ。逆に、勝ち負けがない遊びなんて、ものすごくつまらないと思わない？」

ゆき「た、確かにそうですね……」

生子「他にも分かりやすいものでは、『ロール・プレイング・ゲーム』などもあるわ。これだって、次はこのアイテム、次はこの相手……というように、分かりやすく新しい目標が設定され、常にそれらを得たい、倒したいという飢餓感が刺激されるように作られているの」

ゆき「……な、なるほど……」

生子「結局は飢餓感なのよ。遊びは、たいていこの飢餓感が小さく、さらに分かりやすく示されていて、達成までの期間が短く作られているわ。それ故喜び自体は、そこまで大きくはない。誰かがつくったものだったり、与えられた類のものだから。逆に『大きな仕事』や『現実的な夢』などは、目標までの達成期間が長くかかるもの。でも喜びは、その分大きいわ。**人間は、時間をかけたものほど、そして自分でつかみ取ったものほど、大きな喜びを得るようにできている**のよ」

ゆき「なるほど。分かる気がします」

生子「すなわち、前者が『**プチケーキ**』だとするなら、後者はでっかい『**ウェディングケーキ**』みたいなものね」

ゆき「ウェディングケーキってほとんどの場合、食べられませんけどね……」
生子「あなたは、〝たとえ〟というものを知ってるかしら?」
ああ、何だか言葉が心に刺さる。

「プチ」ばっかりじゃイヤ

生子「たとえ直すなら、前者が小さな『プチケーキ』なら、後者はでっかい『オージービーフ』。満足感が違うでしょう?」
ゆき「は、はい」
生子「ただ、でっかいビーフを食べたあとに、ちょっとしたデザートをつまみたくなる人間もいるわ。だから、大きな仕事に成功したあと、分かりやすい遊びをする人間もいるのよ」
ゆき「な、なるほど……」
生子「ただ、それでは飽きることも多いの。普段の生活で、プチケーキしか食べてない人間を想像してみて。これはかなり飽きてくるし、ストレスが溜まるでしょう」
ゆき「そ、そうですね……。ゲームだけをしていても、その場は楽しいですが、少し虚しいときもあります……」

生子「そうね。それこそが『**プチケーキ・バイキング**』**状態**よ。どんなに食べ放題でも、プチケーキばかりじゃ、満たされないの。結果的に、やはり『慢性的な飢餓感』が襲ってくるのよ。人間って、うまくできているわよね」

ゆき「なるほどぉ……。『シンドバッド』とか、冒険活劇モノなどもそうですもんね。いろいろな冒険に行って財宝を得て、そしてしばらく遊ぶけれど、また時間が経つと、旅に出たくてどうしようもなくなりますもんね。お金には不自由していないのに……」

生子「そうね。私もそうだわ」

ゆき「……」

先生が、何に対してそうなのかは聞かないことにした。

怒っても快感な理由《ワケ》

生子「まとめになるけど、飢餓感は、ガソリンよ。そしてこのガソリンを燃やす限り、小さくとも必ず快感は得られるわ」

ゆき「え？　必ず？」

生子「そう。少ないガソリンで、何かを燃やすのも自由よ。燃えるものを見ているのは、ちょっとした快感でしょう？」

ゆき「ま、まぁ……」

生子「たとえばネットの掲示板やブログなどで、本当にどーでもいいニュースに対して、思いっきり本気で怒っている人間がいない？」

ゆき「い、いっぱいいます……」

生子「これらもすべて、『快感』だからよ。
『あいつは失言をした！』
『なんてヒドい事件なんだ！』
『こんな事件を起こしたヤツなんて最悪だ！』
このように言うのは、本人にとって、何より快感なのよ。人には、根本的に攻撃心があるの。そしてそれによって、『自分は正しい』と思うことも快感だし、そしてそれをネットで他の人に読んでもらえることも快感よ」

ゆき「ははぁ……。カラオケも、一人で歌うより、みんなの前で歌う方が快感なのと同じですね」

生子「そうだけど、君は一人でカラオケをすることがあるのね」

ゆき「はい。ときどき」

生子「……」

ゆき「……」

生子　「人を攻撃したり、悪口を言ったり、批判することは、『快感』なのよ」

何ごとも聞かなかったかのように先生は話を進めた。

僕はとても寂しい気持ちになった。

生子　「本人は『社会のためにあえて主張する』なんて言うかもしれないけど、それは建て前。それが快感だからなのよ。テレビに対していちいち抗議の電話をする人間も同じね」

ゆき　「……は、はい……」

生子　「よってそういう書き込みや日記に対して、『いや、本当はあの発言は……という意味だったんですよ。そういうのを知ってから感想を述べてもいいんじゃないでしょうか』という発言への注意をうながすレス（コメント）がつくことがあるけど、それこそ意味がないわ。本人には、真実がどうこうなんて、正直どうでもいいのよ。本人の快感をジャマするな、というだけの話ね」

ゆき　「な、なるほどぉ……」

満たされなくて、いいの？

生子　「話しを戻すけど、人間の行動は、すべて『快感』。そしてその根底には、飢餓感がある。快感や幸せを求めたい。でもそれが満たされない。だからこそ、そういう小さな部分でガソリンを燃やすのよ」

ゆき　「ははぁ……。さっきのプチケーキですね……」

生子　「そうね。というか、もう焦げたケーキみたいなものね。そんなものでも、何も食べないよりは、よっぽど幸せなのよ」

ゆき　「分かる気がします」

生子　「ちなみにフロイトは、これを『置き換え』と呼んだわ。欲求不満が満たされないときに発動する心の動きね。別のことで、欲求を満たそうとしているのよ」

ゆき　「あぁ、なるほど」

生子　「すなわち、世の中に、もとから不幸な人間や弱い人間、そしてかわいそうな人間なんて、一人もいないの。みんながみんな、飢餓感に苦しんで、そしてそれをガソリンとして、多かれ少なかれ、自分なりに快感を得ているのよ」

ゆき　「な、なるほど、なるほど……」

生子「ただ、さっき話したように、そのガソリンをどう使うかが問題ね。いまみたいに何かを攻撃して、小さく火を点けることで、ちょっとした快感を得ることもできる。でも、**ガソリンを注ぎ足して、車を動かすこともできるし、もっとガソリンを足せば、はるか遠くに行くことだってできる**のよ。この喜びは、加速度的に大きくなっていくわ。でも、どんなにガソリンがあっても、それを小さくチマチマ燃やしているだけじゃ、どこにも行くことはできないのよ」

ゆき「……」

生子「もちろん、それもその人の人生だわ。それで満足なら、そこにはきっと意味がある。それを否定するつもりはないわ」

ゆき「……」

生子「ただ、それでも満たされないなら、すなわち飢餓感が強くのしかかってくるなら、それはもう、あなたの心が、

『大きなビーフステーキを食べろ！』

『ガソリンを使ってドライブをしろ！』

と言っているのよ。

プチケーキや、小さな火に飽きているなら、それしかもう満たす方法はないわ」

ゆき「はい……」

生子　「何度繰り返しても足りないけど、**飢餓感は、とても大切なのよ。それがあるから、人は動ける。それがあるから、人は快感を得られる。小さな火じゃ満たされないくらい、飢えているのなら、それは大きく変わるための合図**なのよ」

ゆき　「……」

生子　「満たされなくて、いいの?」

ゆき　「……」

生子　「いまの自分の気持ちを、全部、認めることが大切なのよ」

ゆき　「!!」

生子　「迷っても苦しんでもいい。途中でエンストしたって、パンクしたっていいの。ただ、君の信じた方向に進んでいくことが、何より重要なの。やって失敗した方が、やらないでウジウジしているより、ずっと強い快感なのよ」

その言葉が、僕の心の中に、強く強く染みこんでいきました。

ゆうきの出るまとめ

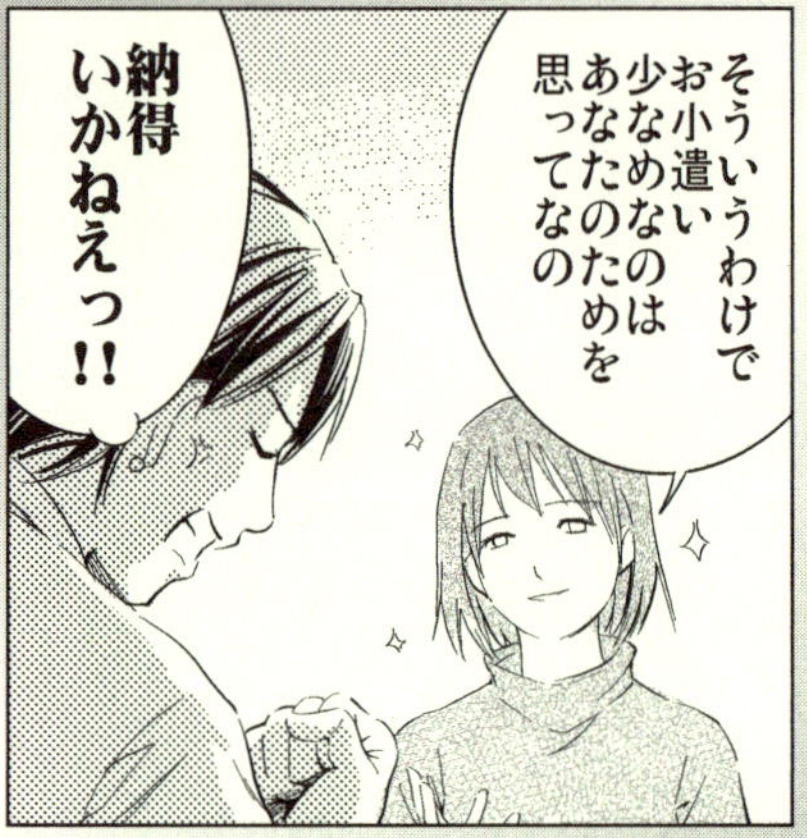
そういうわけでお小遣い少なめなのはあなたのためを思ってなの
納得いかねえっ!!

42 人は、富や幸せを得ても、必ず慣れてしまうという「慢性的な飢餓感」を持っているもの！

43 「飢餓感」があるからこそ行動エネルギーは湧く。だからこそ、より大きな快感を得ることができる。よって「飢餓感」はとても大切なもの！

44 「飢餓感」には、すぐに満たせないものと満たせるものもある。しかし、すぐ満たせるものばかりでは、結局「飢餓感」しか感じなくなってしまう！

45 なかなか満足できない状況から抜け出すには、とにかく「行動」してみることが大切！

ココロの処方箋メソッド 13

不快な状態から逃げられないならば

生子「さぁ、残りのカードはどんなのかしら」

その日のカードには、こう書いてありました。

「不快な気分からなかなか抜け出せない」

生子「しようもないわねぇ、どれもこれも」

ゆき「……」

おっぱいに吸い付いた気持ち

生子　「それじゃ今回は、そんな気分がラクになる話をしましょうか」

ゆき　「は、はい」

生子　「それじゃ、まずは『仕事の締め切りギリギリのマズいときなのに、つい遊んじゃうときどうするか』という辺りから考えてみましょう」

ゆき　「は、はい。ある意味、これは永遠のテーマですね」

生子　「実は、こんな実験があるの。実験者は、被験者を二つのグループに分けて、

A『信号無視をした結果、子供をひき殺してしまった』という想像をさせる

B『自分が子供の命を救った』という想像をさせる

としたの。さてこのとき、どちらの方が悲しい気分になって、どっちが楽しい気分になったと思う?」

ゆき　「うん。聞くまでもなく、Aが悲しい気分ですよね」

生子　「まぁ、愚問だったわね。

個人的に、

A『信号無視をした結果、ゆきくんをひいてしまった』

だったら、そっちの方が楽しいかもしれないけども」

ゆき「……とにかく話を続けてくださると……」

生子「そうね。さてこの直後、AとB、それぞれの被験者を、控え室で待たせるの。このとき、控え室には、チョコやクラッカーなど、たくさんのお菓子が置いてあったの。そして、『いまからはまったく別の実験です。このお菓子を好きなだけ食べてください』と伝えたの。さてこのとき、AとB、どっちの方がたくさん食べたと思う？」

ゆき「……うーん……」

生子「どっち？」

ゆき「Aかな……？」

生子「そう！　Aの悲しい気分になった人の方が、たくさんのお菓子を食べたわけ」

ゆき「よく『ヤケ食い』って言うけど、そういう感じですか？」

生子「そうね。特に人間は、ストレスを感じたときに、つい無意識に口への刺激を求めてしまうものなの。子供のときに、お母さんのおっぱいに吸い付いたときの気持ちを思い出しているのね。これを『**口唇欲求**』って言うのよ」

ゆき「なるほどぉ……」

ガマンはできるの

生子「でもね。**実際に『食べること』でストレスが改善するというのは、錯覚なの。食べている一瞬だけは気持ちは落ち着くけど、それを食べ尽くしたら、またストレスは元に戻ってしまう**のよ」

ゆき「あぁ……。何か分かる気がします。よく『やめられないとまらない』なんて言うけど、エンドレスでお菓子を開けちゃうことってありますよね」

生子「そうね。このことって、実験でも証明されているのよ」

ゆき「ふうん……」

生子「で、ここからが重要。実験者は、また別の被験者グループをAとBに分けて、やはり同じように、Aを悲しく、Bを楽しい気分にさせたの。そして今度は、『お菓子を食べても、気持ちをアップさせる効果は一時的である』ということを教えた上で、やはりお菓子を『好きなだけ食べていいよ』と言ったのよ」

ゆき「う、うん」

生子「するとね。今度はAの人は、最初のときほど、お菓子を食べまくることはなかったのよ」

ゆき「えぇ！」

生子「すなわち、**悲しくなった人は、とにかく『自分の気持ちを回復させるため』に、お菓子を食べていたと考えられるわけ。だからそれが『無意味である』と聞けば、実際ある程度はガマンできるものな**のよ。単なる食欲だけで食べているんじゃないの」

ゆき「な、なるほどぉ……」

生子「だからゆきくんも、つい口さびしくなったとき、『こうして食べても無意味なんだ』と言い聞かせると、そんなに食べなくて済むかもしれないわね」

ゆき「なるほど、なるほど」

何よりイヤなの

生子「そしてもう一つ。こんな実験を紹介するわ」

ゆき「は、はい」

生子「また同じようにして、実験者たちは、悲しい気分のAと、楽しい気分のBを作ったの」

ゆき「被験者たちも大変ですね……」

生子「そうね。それでね、今度は被験者たちをそれぞれ個室に入れて、『もうすぐ行われる計算テストのための勉強をやっていてください』と伝えたの」

ゆき「うん」

生子　「でもその部屋には、ゲームや雑誌など、誘惑がいっぱいあったのよ」

ゆき　「……」

生子　「さてこんなとき、その誘惑に負けて遊んじゃったのは、AとB、どっちだと思う？」

ゆき　「……これは、お菓子と同じでしょうか……」

生子　「そうね。その通り。悲しい気分になったAの方が、テスト勉強そっちのけで、それらの誘惑に負けてしまうことが多かったのよ」

ゆき　「ははぁ……。分かる気がします……」

生子　「これもお菓子と同じこと。人は気分が落ち込んだら、とにかくその回復を最優先させようとするの。人間にとって、『不快な状態』というのは、何よりイヤなことなのよ。もうそのことしか考えられなくなっちゃうわけ」

ゆき　「うん。たとえば濡れた服を着ていたら、そのことばかり気になりますよね」

生子　「いったい、どういう頻度でそういうことがあるのか分からないけど、とにかく、その通りね。これは勉強中でも同じよね。周りでうるさい音が響いたりしたら、もうそのことだけが気になって、勉強だって手に付かなくなるわよね」

ゆき　「はい……」

生子　「でもね。ここからが重要。このとき実験者は、Aの被験者たちの前にアロマテラピーのキャンドルを置いて、『このアロマの効果で、あなたのイヤな気分はしばらく続きます』と言ったの」

ゆき「え、踏んだり蹴ったりですか?」

生子「さてこのとき、Aの被験者たちは、どうしたと思う?」

ゆき「???」

生子「実はね。このとき、雑誌やゲームで遊ぶ人は、ほとんどいなかったの。だいたいが、真面目にテスト勉強をしたのよ」

ゆき「ええっ!?」

生子「理由はカンタン。『アロマのせいも加わって、何をやっても、この不快な気持ちは回復できないんだ』と思ったことで、とにかくその不快感から脱しようと思う気持ちがなくなったの。『雑誌やゲームで遊んでもムダだ』と思ったというわけね。その結果、勉強に集中できたのよ」

ゆき「な、なるほどぉ……」

本当は求めていないの

生子「すなわち、食欲のときと同じで、**『どうしても雑誌やゲームを見たい』ということじゃなかったの。とにかくマイナスな気持ちを回復させようとするという目的があるからこそ、それらに接してしまっていた**の。だから『何をしても無意味である』と思った瞬間に、それら誘惑への気持ちがパタッと醒めてしまったわけ」

ゆき「なるほど……。人間の心って、ちゃんと考えているんですね……」

生子「そうね。実際に人って、せっぱ詰まっているときほど、マンガ読んだり、遊んだりしちゃうでしょ?」

ゆき「そうですね。試験勉強とか、明日が試験だと思うと、なおさらそうなっちゃいます」

生子「これもね、同じなの。決して『遊びに飢えてる』ということじゃないのよ。ただ**単に、『やりたくない勉強をやらされている』という義務感が気持ちを落ち込ませ、そこから回復させようとして、それらの行動をしようとしている**わけなのよ」

ゆき「なるほどぉ……」

生子「繰り返しになるけど、不快感からの脱出というのは、人にとって最優先なことなのよ。そんなときに、『テストのために勉強しよう』なんて、先のことまで考える余裕はないの。

これはさっきのお菓子の例と同じ。あなたの心の底が、それを求めているわけじゃない。試験が終われば、マンガや雑誌なんて、そこまで読みたくなくなるでしょ？」

ゆき「そうですね……」

生子「実は『眠気』も同じなの。あなたが疲れているわけじゃなくて、単に、『眠りの快感』で、『いまのマイナスの気持ちを回復させようとしている』だけなの」

ゆき「そ、そうだったんですか……！」

生子「もちろん、マンガなどの効果は一時的。一瞬気持ちがラクになっても、また勉強をしようと思うと、やはり不快な気分になってくる。またそれを回復させようとして……」

ゆき「エンドレスですね」

生子「そうね。だから、**このループから抜ける方法はシンプル。『何をやっても、このマイナスからは抜けられない』と、自分に言い聞かせること**なのよ」

ゆき「!!!」

生子「繰り返すわ。何をやっても、このマイナスからは抜けられない。疲れて苦しい。これはもう、試験や仕事の終わりまでずっと続くの。そう思うことが大切なのよ。完全にこう思えば、さっきのAの人と同じように、仕方なくテスト勉強するしかなくなる。これによって勉強が終われば、それこそがもっとも早く『抜ける』方法になるわね」

ゆき「なるほど……。『抜ける』ためには、『抜けられない』と考える……。禅問答みたいですね……」
生子「ぜん動運動？　ゆきくんの動きのこと？」
ゆき「言ってませんから」
生子「そう」

あと20分だけね

ゆき「でも、『抜けられない』と考えるって言っても、そう思うと、より気持ちが追い詰められたりしませんか？」
生子「うーん……。もしそうなってしまう人は、とにかく時間を区切るといいわね」
ゆき「区切る？」
生子「そう。『あと20分は、何をやっても抜けられないんだ』と思うこと」
ゆき「20分……」
生子「実際に人間が集中できるのは、だいたい15分～20分だと言われているわ。だからその時間を区切ってしまうこと。たとえ『苦しみから抜けられない』としても、それが『20分だけ』と思えば、その事実で、気持ちが少しラクになるでしょう？」
ゆき「なるほど、そうですね」

生子　「これは本当に、繰り返し言っても言い足りない実験結果なのよ。人間を強制的にネガティブな気持ちにさせて、さらに、『いまはどうやってもその気分から抜けられないんですよ』と伝えると、マンガやゲームで遊ばないで、集中して勉強をするのよね。すなわち彼らも、心からマンガやゲームで遊びたかったのではなくて、ただ単に『落ち込んだ気持ちを回復させようとしていた』わけなの」

ゆき　「はい」

生子　「しつこいけど、人は不快な気持ちになると、他のことが手に付かなくなるもの。そしてそこからの回復を最優先にしてしまうのよ」

ゆき　「はい……」

生子　「だから敢えて『もう何をしてもいまはそこから抜けられない』と開き直るしかないの。そうすれば、勉強や仕事に集中することができるわ」

ゆき　「そうですね……」

いくらでも食べて

生子「さて、ここからがいよいよ今日のメイン。では、さらに集中するためには、『そもそも不快感がまったくない状況にすればいい』って思わない？」

ゆき「そうですね。思います。快適な温度、快適な空間、すべてにおいて不快感がまったくない状態にすれば……」

生子「それが、甘いのよ」

ゆき「え？」

生子「実はこんな実験があるの。実験者は被験者たちを何人かに分けて、まずは話をしてもらうの。そのあとに被験者たちに、『このあとの実験でペアを組むなら、誰と組みたいか』というアンケートを採るのよ」

ゆき「何か、微妙に悪い予感がするんですけど」

生子「それでね、このときに実験者が、被験者をAとBの二つに分けて、『ウソのアンケート結果』を伝えたの」

ゆき「……はい」

生子「Aには、『たくさんの人があなたとペアになりたいと言ってました』。そしてBには、『あなたとペアを組みたいという人は一人もいませんでした』ってね」

ゆき「……」

生子「このあと、AとBの被験者に、とりあえず一人になってもらって、クッキーをたくさん目の前に出すの。そして、『このクッキーの味や香りなどを評価していただきます。そのために自由に食べてください』と言ったわけ」

ゆき「はい……」

生子「さてこのとき、AとB、どっちの方がたくさん食べたと思う?」

ゆき「何か僕、小学生のときのことを思い出しました」

生子「うん。言うと思ったわ」

ゆき「孤独なBの人の方が、たくさん食べたんですよね。どう考えても」

生子「そうね。Aは平均して4枚。でもBは、平均して約8枚も食べたの。まさに倍ね」

ゆき「…………」

何とも言いえない気分になった。

快適な空間じゃダメなの

生子「ここまでは前回と同じ考えで説明できるわね。みんなに嫌われた、という不快感を回復させようとして、被験者Bはたくさんのクッキーを食べたわけ」

ゆき「ストレスって、恐いんですね……」

生子「実は、違うのよ」

ゆき「え？」

生子「実は、さらにこんな実験があるの。今度は、実験者はまた別の学生たちを被験者として、AとBに分けて、性格テストを受けさせた。そして同じく、AとBに、ウソの性格分析の結果を知らせたの。このとき、Aには、『あなたは将来、友達がほとんどいなくなるでしょう。また結婚したとしても、すぐに離婚するでしょう。30代以降、あなたは友達もパートナーもいないまま、孤独に生きているはずです』と言ったの」

ゆき「……」

生子「何ていうか、シャレになってないと思わない？」

ゆき「思います」

生子「私が被験者なら、即、殺すわ」

ゆき「……」
生子「もう、すべてを無かったことにしてやるから」
ゆき「……」
生子「……」

ゆき「……あの、そろそろ続きを」
生子「ああ、そうね。そしてBに対しては、『あなたは将来、不注意で交通事故などによく遭うでしょう。そのため、手足を折るなどのケガを何度もすることでしょう』と言ったの」
ゆき「……ロクな結果が無いんですね……」
生子「……そうね……。でもね、ここからがメイン。実験者はそれぞれの被験者に対して、『左右のそれぞれの耳に、別々に言葉を伝えて、それを聞き取らせる』という作業をさせたの」
ゆき「はい」
生子「このときの正答率は、どっちが高かったと思う？」
ゆき「う、うーん……。これは難しいかも……」
生子「実はね。このとき、Aの正答率は約70％だったのにたいして、Bは90％だったの」
ゆき「え!?」
生子「すなわち、『あなたは孤独になる』と言われた方が、『事故に遭う』と言われるより、ずっと集中できなかったのよ」

ゆき「……孤独の方が、ずっと大きなストレスになる、ということですか？」

生子「そう！　すなわち最初の実験も同じ。『**ストレスが集中力を奪う**』**んじゃなくて、『孤独のストレスこそが集中力を奪う**』**の**よ」

ゆき「す、すごく分かる気がします……」

生子「だからね、快適な空間や快適な場所をいくら用意したからといって、ずっと集中ができるわけじゃないの。

『**一人で自分は何をしてるんだろう……**』

『**みんなは楽しくやってるかもしれないのに、どうして自分だけ……**』

こんな風に無意識に『孤独』を感じて、勝手に不快感を溜めていくのよ」

ゆき「はい……」

「逃れられない」って思ってみて

生子「でもね、もちろん言うまでもなく、『みんな』なんて幻想。それでも勝手に孤独を感じてストレスを抱いて、それによって集中できなくなってしまうのが人間なのよ」

ゆき「はい。不快感の回復が何より最優先になっちゃうんでしたよね……」

生子「そうね。だからよくあるでしょ？　仕事中に、何度もメールチェックしちゃったり、ネットを見ちゃったりすること。あとは友達に電話したり、誰かと会いたくなったり」

ゆき「あります。……あぁ、なるほど！　すべて、孤独のストレスを回復させようとする心の働きだったんですね！」

生子「そうっ！　だから別に、本当の意味で『その相手とものすごく会いたい』とか、『ネットがものすごく気になる』ということではないの。試験勉強中のマンガと同じで、心の底から読みたいようなモノじゃないのよ」

ゆき「なるほど……」

生子「だから、前に話したことを思い出して。こんなときに大切なのは……」

ゆき「『**何をやっても逃れられない**』と思うことですね！」

生子「そうよ！　すなわち方法はシンプル。たとえば『ネットの回線を切る』『ケータイの電源を切って、別の部屋に置いておく』なんてことでも構わない」

ゆき「なるほど……。あえて自分に、『どうあがいても、この孤独から逃れられない』と言い聞かせるんですね」

生子「そうね。こうすれば、やはり開き直ることができて、集中することができるの」

ゆき「なるほど……」

生子　「まぁ、もちろんあまりに長時間だと気持ちがすり切れちゃうので、20分～1時間くらいが理想ね」

ゆき　「分かりました！」

✦ゆうきの出るまとめ✦

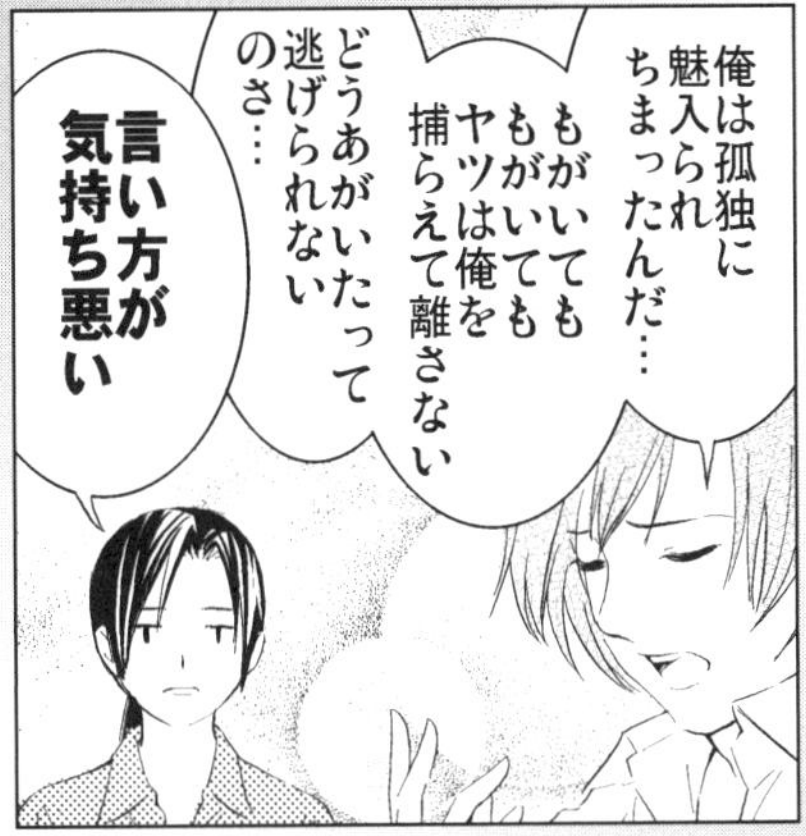

俺は孤独に魅入られちまったんだ…
もがいてももがいてもヤツは俺を捕らえて離さない
どうあがいたって逃げられないのさ…
言い方が気持ち悪い

46 **人間は不快感を抱えると、とにかく最優先でそこから脱出しようとする。ストレスでお菓子を食べてしまうのもこれが理由！**

47 **様々な誘惑に負けそうなときはこれらは「心から望んでいるものではない」と理解すること！**

48 **20分間は「つらい現状から抜けられない」と思えば、より集中力は上がるはず！**

49 **何よりのストレスは「孤独感」。しかし「どうあがいても無理」と開き直り、短時間あらゆる連絡手段を断てば、集中力はグッと上がるはず！**

気持ちい～いコラム９

何をしても、抜けられないという状態。

これは結局、人生についても、同じことが言えるのではないでしょうか。

もちろん、癒しや安らぎや、楽しみはすごく大切なこと。時にはそれに浸る時間も必要でしょう。

しかし、それによって「マイナスな気持ちを完全になくそう」「これがあれば、一生悲しみから逃れられる」なんて考えるのは大間違いです。そんなのを求めたとしても、ただの幻想。それを追い求めるだけで、人生が終わっちゃうと思いませんか。

大切なのは、「苦しみはあって当然なんだ！」と、開き直っちゃうこと。そう思ってしまえたら、かえって毎日がほんのりと楽しくなるはずです。

こんな言葉があります。

『私が孤独であるとき、私は最も孤独ではない』 ―キケロ（古代ローマの政治家）

確かに一時の孤独は、つらいことかもしれません。でもその中で、とにかく一生懸命、何かをしてみること。

あなたの理想の人も、尊敬する人も、みんなその中で戦ってきたと思えば、本当の意味で、気持ちが一体感に包まれてくるはず。僕はそう思っています。

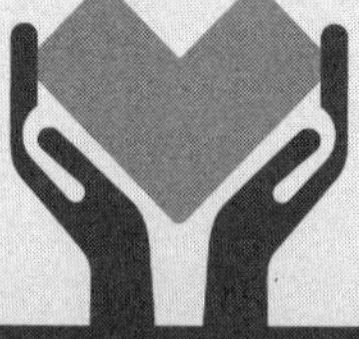

第 5 章

いつも うまく行かない あなた へ

ココロの処方箋メソッド 14

ワガママな相手ともうまく折り合うコツ

生子「このカードにしましょうか、今日は」

「ワガママな相手に振り回されてしまう」

生子「カードまで疲れきってるわね」

ゆき「意味が分かりません……」

正直なのが、いい

生子「じゃあ、まず、今回はこんな調査を紹介するわ。アメリカの心理学者であるトーマスらは、66人の会社員に対して、『どんな人間がもっとも信頼されるか』ということについて調査を行ったの」

ゆき「はい」

生子「するとその結果、『正直な人』こそが、一番信頼される、という結果が出たのよ」

ゆき「正直な人」

生子「そうよ。正直な人」

会社員A「なぁ、俺のこと、どう思う?」

会社員B「ぶっちゃけ、大嫌いです」

会社員A「……」

会社員B「……」

ゆき「……」

生子「……」

生子「これ、本当に信頼されると思う?」

ゆき「どう考えても、されないと思います」

生子「ていうか信頼どころか、確実に嫌われるわよね」

ゆき「正直さがアダですね」

生子「他にも考えてみましょう」

男性「俺、君のこと、好きなんだ」
女性「まぁ……。どういうところが好きなの？」
男性「いやまぁ、本当いうと、そんなに顔が好みってわけじゃないんだけど、ちょうどいま、恋人と別れたばかりで寂しいし、何かカンタンにＯＫしてくれそうだったし」
女性「……」
男性「というかさらに正直に言うと、前の恋人と別れたのも俺の浮気が原因で」
女性「……」
男性「で、どう？　こんな正直な俺」

生子「……」
ゆき「……」
生子「直後に殺される気がするわ、この男」
ゆき「僕も心からそう思います」
生子「いずれにしても、この調査では確かに『正直な人間は信頼される』なんて結果が出たわけだけど、これって建て前よねぇ……。鵜呑みにすると、バカ見るわよね……」
ゆき「うん。まぁ。はい」
生子「結局人間が求めてるのって、『自分に都合のいい〝正直さ〟』よね。全部が全部、本音でしゃべれ、とかではなく。たとえば他の人にとって都合の悪いヒミツであっても、正直に自分にだけは話してくれる、とか。好意や誉め言葉だけは正直に話してくれる、とか。本人にとってイヤな気持ちになることは正直に言わないで、黙ってて欲しい、って話よね」
ゆき「ある意味、身もフタもありません」
生子「というわけで、このお話の結論は、**『相手の望む言葉だけを正直に話せ！　そうすれば信頼される』**ということかしらね」
ゆき「一見タメになるようでいて、ある意味、とても当たり前な結論ですね」
生子「正直な感想、どうもありがとう」
ゆき「……」
生子「ゆきくんも、正直な気持ちを大切にね！」
ゆき「何だか説得力なさすぎです……」

すぐに、して！

生子　「前ふりはこれくらいにして、今回は、あなたの疲れた印象をググッとアゲるテクニックを教えてあげるわね」

ゆき　「え!?　は、はい」

生子　「アメリカの心理学者であるローズによれば、交渉においては、とにかく『**3秒以内に返事をすることが大切**』とされているの。

彼の調査では、交渉時に、3秒以内に返事をすると好意的な評価を受けることが多かったのに、返答にそれ以上の時間がかかると、大幅に好感度が下がったのよ」

ゆき　「……ははぁ……」

生子　「だからとにかく、即答した方がいいってことになるの」

部長　「なぁ、この案についてどう思う？」

部下　「い、イイっすよ！」（3秒以内）

部長　「どうして？」

部下　「だって、イイっすから！」（3秒以内）

部長「……」

ゆき「……」

生子「……」

生子「ねぇ、本当に即答した方がいいと思う?」

ゆき「先生、もう極端な例はやめてください」

生子「まぁ、確かにコミュニケーションにおいては、ボディランゲージこそが何より大切と言われてるわね。言葉を考えるのに手間取っていると、ボディランゲージとしてのイメージがずんずん悪くなっちゃうしねぇ……」

ゆき「まぁ、そうですね」

生子「でも、だからといって、いまの例みたいに、何でもいいから即答すればいいってわけじゃないわよね……」

ゆき「はい……」

生子「この実験で**大切なのは、聞かれたときに、『はい!』とか『そうですね』とか、まずハッキリと返答すること**。そしてその上で、ゆっくりと言葉を続けるように考えていけばいいんじゃないかしら。こうすれば、とにかく3秒以内に返答されたということで、印象もいいでしょうし、あとの言葉もすんなり受け入れられるはずよ」

ゆき「そうですね」

生子「とにかく**大切なのは、考えるより先に、とにかくハッキリ返事をすること。そのあとでゆっくりと考えること**。このことを覚えておくだけで、とっさのピンチも対処できるはずよ」

ゆき「はい。……あぁ、そういえば」

生子「何？」

ゆき「少し前に、駅で、外国人が駅員さんに道を聞いてたんです」

生子「うん」

ゆき「そしたらその駅員さん、すごい勢いで、ある方向を指さして言ったんです」

生子「何？」

ゆき「『ゴー、にひゃーくごじゅーう、ミイタア！（↑ものすごく発音のいい〝メーター〟）』」

生子「……」

ゆき「……」

生子「何、その中途半端な発音の良さ」

ゆき「同感です」

生子「それに関しては、即答すればいいってモンじゃないわね」

ゆき「僕もそう思いました」

みなさんも少しだけ考えつつ、「即答ライフ」をお試しください。

ワガママ、聞いてくれる？

生子「ゆきくん、話は変わるけど、あなたが大切な人から、ちょっとしたワガママを言われた場合、どうＯＫするかしら？」

ゆき「うん。最初から、断るっていう選択肢は、ないんですね」

生子「え、あなたって断れるの？」

ゆき「うぅっ、断れません」

生子「話、進めていい？」

ゆき「……どうぞ」

生子「で、どうＯＫするの？」

ゆき「そうですね……。やっぱりいろいろと悩んだ挙げ句、ＯＫしちゃったりするのかもしれません」

生子「それ、間違いよ」

ゆき 「……え!?　やっぱりワガママは聞かない方がいいんですか?」

生子 「それも間違い」

ゆき 「は!?　どういう意味ですか!?」

生子 「じゃあ、次は、その答えを教えてあげるわね」

ゆき 「……は、はい……」

やられたら、やってみて

生子 「こんな心理実験があるの。実験者は、被験者である大学生たちに、コンピュータ上で、あるプレイをさせたの」

ゆき 「ごくっ!」

生子 「……ただのゲーム上のプレイよ」

ゆき 「えぇ」

生子 「……とにかく学生たちは、対戦ゲームをしたの。このゲームはシンプルで、『相手に協力する』か『相手を裏切る』か、という戦略を選ぶの」

ゆき 「なるほど」

生子 「すると、さまざまなプレイヤーが、それぞれいろいろな戦略を採ったの。このとき、もっとも『知的レベルが高い』と判断されたのは、**『しっぺ返し』**の戦略をするプレイヤーだったのよ」

ゆき「しっぺ返し？」

生子「まず、自分からは決して裏切らない。しかし相手が裏切ったら、自分も一度だけ裏切る。でもそれは一度だけで、あとはまた裏切らず、協力を続けるの。これが、『しっぺ返し』戦略というものよ」

ゆき「なるほど。奴隷が一度でも反逆したら、女王様が放置プレイをしてやり返す、みたいな感じですね」

生子「……」

ゆき「……」

生子「それ、奴隷はどっちにしても快感なんじゃない？」

ゆき「はっ、そういえば！」

生子「……ゆきくんのたとえのせいで無意味に話がそれたけど、それこそが『しっぺ返し』の戦略。実際にゲーム理論の中でも、これは一番得点の高い戦略だとされているの」

ゆき「ふーん……。ひたすら協力したり、ひたすら裏切ったりするより、ずっと強いんですね……」

生子「そう。これは戦国時代でも同じよね。無意味に周りを侵略したりする国は、ボロボロになってしまってすぐに滅びるわ。逆にとにかく戦争をしない国も、いつかは滅ぼされちゃう。相手が攻めてきたら、きちんとやり返す。相手が何かのミスをしたら、それを名目にして、大義名分を得た上で攻める。こういうバランスの取れた国こそが、一番長生きするのよ」

ゆき「なるほど……」

生子「だからこれは、普段の生活でも同じこと。『しっぺ返し』を心がけること」

ゆき「え？　というと……」

部下「お呼びでしょうか、部長」

上司「君ね、今回の仕事だけどね……」

部下「はい……。何かミスなどありましたでしょうか？」

上司「(プツン！)ありましたか、だと？　そんなことも分からんのか、君は！」

部下「(プツン！)あああああ!?　何だよその言い方は！　オレがさんざんガマンして仕事してるのによお！　てめえ人のこと言えんのかよ！」

生子「……」

ゆき「……」
生子「間違いなく、クビよね」
ゆき「ですね」
生子「『しっぺ返し』と『逆ギレ』は違うと思うわ」
ゆき「……」
生子「さすがに怒りをそのまま返したら、火に油を注ぐことにもなりかねないわよね……」
ゆき「そうですね」
生子「よって、私が一番言いたいのは『しっぺ返し』をするのは『感情』よりも『行動』でってことよ」
ゆき「え？」
生子「たとえば相手に頼み事をされたら、とにかく即ＯＫしてしまうこと」
ゆき「即ＯＫですか？」
生子「そう。相手の頼み事を受け入れて、そしてその上で、**『では、こっちをやってもらってもいいでしょうか…？』**と切り返すこと。これはある意味、『しっぺ返し』。相手は受け入れられた手前、自分の申し出を断ることはないはずよ」
ゆき「な、なるほどぉ……。ようやくまともな話になってきましたね。」
生子「こうすると**相手は『あ、自分が頼み事をしたら、相手も頼み事をしてきた。そして自分**

はそれを受け入れた……』と考えるので、無意識に『相手は自分と同レベルの人間なんだ』と考えるもの。また、『同レベルにも関わらず自分のワガママを即座に受け入れてもらった』と考えるために、感謝の気持ちだって抱くものよ」

ゆき　「確かに……そうかもしれません……」

生子　「これが普通ならどう？　相手にワガママを言われた。困った。ＯＫしたくない。迷った。でも結果的に、ＯＫせざるを得なかった……。これじゃ相手は、自分だけが頼み事をお願いすることで、『あぁ、自分の方が立場が上なんだ』と思うもの。加えてさんざんもったいぶられたことの不快感で、『こいつは立場が下のクセに、こんな気分にさせやがって……』なんて考える危険性もあるわ。最悪でしょ？」

ゆき　「最悪ですね……」

生子　「前述の話じゃないけど、**人はとにかく即座に答えた方が、相手にいい印象を与えると言われているの。ムダに時間を使って、『もっとラクな仕事になるように交渉しよう』とするよりは、『とにかく受けて、それと同じくらいのモノとして、何をやらせよう……』と考えた方が、ずっとずっと効率的**なのよ」

ゆき　「なるほど、分かりました」

「いいよ」って言って

生子　「**これは恋愛でも同じこと。『別れたい』と言われたときも、とにかく『そっか……。分かった』と、即座に認めてしまうこと**よ」

ゆき　「えっ!?」

生子　「相手は予想外でビックリするはず。ゴネられないで良かった！　と思うことでしょう。しかし同じように、すぐにたたみかけること。『ただ、どこが悪かったか、教えてくれないかな？』ってね」

ゆき　「なるほど……。相手の話をすぐにOKしたわけですから、この問いかけに対しても、相手はすぐに答えてしまうというわけですね」

生子　「その通りよ！　そしてあとはシンプルね。ここで話したら、『分かった。じゃあ、そこを直すから……』と話してもいい。やっぱり相手は『対等の関係』という意識があるから、『だったら、受け入れようかな……』と考える可能性もあるの。とにかく相手の話は、よ～っぽどムリな話でなければ、とにかくまずはOKしてしまうこと！　そしてその上で、『じゃあ自分も……』という話を持ち出すことよ」

ゆき　「なるほど……」

生子「これはさらに応用も可能なの。それこそ、相手の話が、本当にＯＫできないことで、断りたい場合」

ゆき「たとえば？」

生子「オレのために死んでくれ、とか？」

ゆき「……あぁ……。それはＯＫできませんね……」

生子「でもそんなときも、『いいよ』って言ってみるのも手」

ゆき「えええっ!?」

生子「そしていままでと同じように、『でも、代わりにあなたも死んでくれる？』というように、それこそ『しっぺ返し』を繰り返してみること。相手はまずあなたにＯＫされたことに驚き、そして同時にこう返されることで、『あぁ、自分はそんなムチャを言ってたんだ……』ということに気が付くことだってあるでしょう」

ゆき「……」

生子「気が付かなかったら、ごめんなさい」

ゆき「ですよね……」

ゆうきの出るまとめ

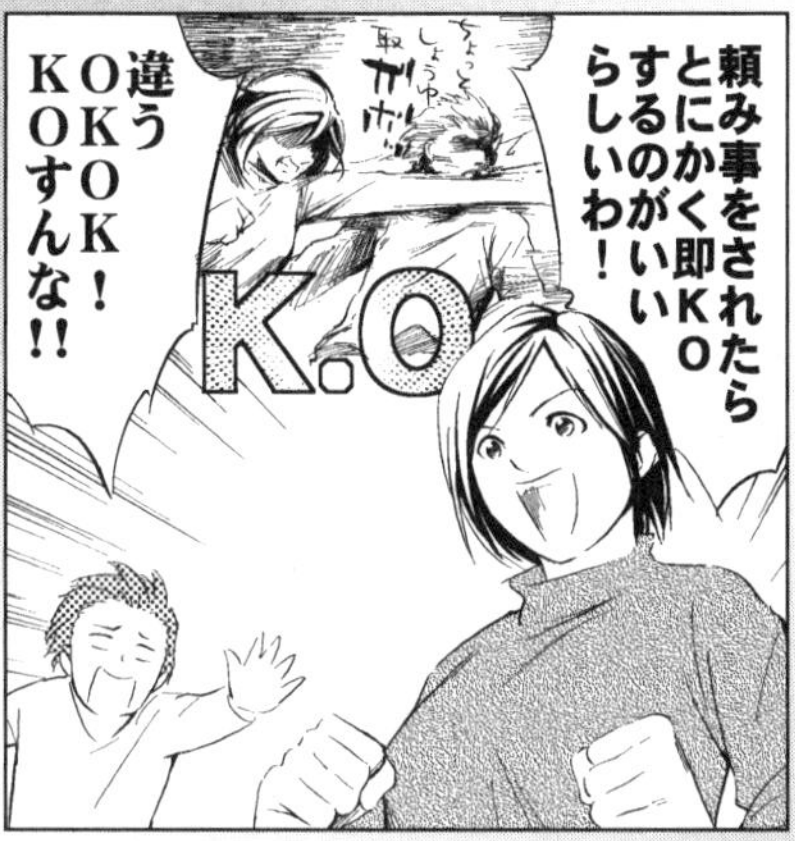
頼み事をされたらとにかく即ＫＯするのがいいらしいわ！
K.O
違うＯＫＯＫ！ＫＯすんな！！

50 相手の立場を考えつつ、正直に話すと信頼度がグッとアップする！

51 相手への返事はなるべく３秒以内に即答すること！

52 人から頼み事やワガママを言われたら、とにかく即OKしてしまうこと。そして同時に「それではこちらも……」としっぺ返しを切り返すこと！

❖ 気持ちい〜いコラム10 ❖

相手が降りたら、こちらも降りる。

相手が上に出たら、こちらも上に出る。

実は、この繰り返しの行為こそが、もっとも良好な人間関係をつくるコツなんです。

愛も友情も、いいえ、あらゆる人間関係に当てはまることなのですが、とにかくお互いがかけた時間や労力の分だけ、その相手との関係は成長していくもの。

ただ、ここで大切なのは、まずは自分から関係を続けようと努力することなんです。

そのためには、相手が話す内容や、依頼してくる内容には、すべてチャンスが詰まっていると思うことがポイント。

お互いが認め合うためには、まず相手の言っていることを受け入れなければ、何も始まらないとは思いませんか。

ココロの処方箋メソッド 15

相手に感謝される究極のテクニック

いよいよ残るカードは、あと二枚だけになった。

生子「どっちにしようかな…」

先生はそう言いながら、一枚を選び出した。

生子「じゃあ、今日はこっちね」

「一見うまく行ってる関係だったのに、気が付くと相手が離れている」

生子「……」

ゆき「……」
生子「切ないわね、やっぱり」
ゆき「はい……」
生子「じゃ、今日はまず、『勝負』に関するテクニックを教えるわ」

うまくできたのかな?

ゆき「勝負? 勝負に必ず勝つ方法とかですか……?」
生子「ううん。負ける方法」
ゆき「は!?」
生子「ゆきくんは、『負けるが勝ち』って言葉を知ってる?」
ゆき「は、はい……」
生子「それ、人間関係全般で、真理なのよ」
ゆき「え?」
生子「実は、男というものは、常に『比較や勝負の目』を意識してしまうものなの」
ゆき「比較の目……」
生子「まぁ、ゆきくんは男じゃないと思うから、分からないと思うけど」

男性性すら、取り上げますか。

生子「実際、男は、常に群れの中での自分の位置を常に気にしてるものなの。誰が先輩か、誰が上司か、誰が群れのリーダーか。この思考は原始の時代から現在までずっと生き残っているわけ。極端な話、それは女のコとの恋愛や、夜のいろいろでも同じ。

『女性を感じさせているか？』

『うまくできたか？』

なんて風に、結局は**常に『他の男性に比べて劣っていないか』ということを常に考えてしまっている生き物なの**よ」

ゆき「そうなのかもしれません……」

生子「分かったフリはしなくていいから」

ゆき「……」

切ない。切な過ぎる。

僕は心からそう思った。

刺激をされて……

生子「ある意味、男って不幸よね……。言ってみれば、男性は常に『戦い』、そして『ライバル』を考えているということ。これは対女性であっても同じ。『この女に負けてしまった！』ということで、強く劣等感を抱く男も多いものなのよ。この思考って、男性に強いけど、もちろん女も持ってる。負けて悔しくない人なんて、いないわよね？」

ゆき「そうですね……」

生子「だから男女とも、恋人とゲームをするときに、〝負ける〟ことは何よりショック。味方であるはずの恋人にすらも劣等感を感じてしまう……。これは人にとって、恐ろしいストレスになるの。『いや、別にそこまで大袈裟に考えなくても』なんて思うかもしれないけど、負けた人は本当にこう考えてしまうのよ」

ゆき「……はい……」

生子「劣等感を刺激されて、嬉しいと思う人は、ゆきくんと極度のM以外、ほとんど存在しないのよ」

ゆき「いや、それは言い過ぎでは」

生子「……あ、ごめん……。『ゆきくんと極度のM』って言ったら、ゆきくんが、極度のMじゃないみたいだわね……。失言だったわ……」

そっちなんだ……。

ラストは譲ってあげて……

生子「だからたとえば恋人とのカラオケでは、『採点機能』はなるべく使わない方がいいの」

ゆき「え？」

生子「やったことのある人は分かると思うけど、どんなに頑張って歌っても、60点台などが出ることも多いもの。これ、必要以上にショックよね」

ゆき「はい……」

生子「私は、何度機械を破壊しようかと思ったことか」

ゆき「いや先生、それは……」

生子「本気で告白したのに『サイアク』って言われるくらいのショックよね」

ゆき「……」

生子「まぁ、ゆきくんはどっちも体験してるだろうから、この気持ち分かると思うけど」

確かに体験してるけども。

生子「たとえ『自分は歌がヘタで……』と言っている人でも、あらためて点数が出てくるとつらいもの。加えて『相手に負ける』ということが、その悲しみを倍増させちゃうの。もしカラオケで、どうしても採点を使いたいなら、同性の友人同士くらいが無難かもしれないわね」

ゆき「分かりました……」

生子「もちろん**これは、デートでの遊び全般も同じ。ビリヤード、ボウリングなど、ゲーム全般に言えることなの。あなたが男性、女性どちらであっても、とにかく『完全勝利』や『全戦勝利』などはしないことが大切。たとえあなたがどんなに強いプロでも、1回くらいは譲ってあげる。その思考が何より大切なの**よ」

ゆき「な、なるほど……」

生子「ちなみに私の友達に、ものすごいマージャンが強い人がいたんだけど」

ゆき「は?」

生子「彼はヤ○ザ相手にマージャンを打ってたの」

ゆき「すごい人ですね……」

生子「で、ものすごく強いから、もちろん勝つわけよ」
ゆき「はい……」
生子「でもあまりに勝ちすぎると恨まれるから、『3勝2敗』くらいにしておくんですって。特にラストの一番は必ず負けておくそうよ。人間ってラストの記憶は強く残るでしょ?」
ゆき「そこまで考えてやるんですね……」
生子「意外に大変でしょ?」

ていうか、そういう友達がいる先生が一番大変だと思った。

追い詰めちゃ、ダメ

生子「これはビジネスでも同じ。相手が明らかなミスをしたり、どんなに自分が正しい状況でも、決して相手を追い詰めないこと。そうしたら、あなたはスッとするかもしれないけど、それで終わり。でもそこで許したり、逃げ道を残してあげれば、相手は感謝して、あなたに尽くしてくれるはず。
孫子もこう言ってるわ。

『百戦百勝は善の善なるものに非ず。戦わずして人の兵を屈するは善の善なるものなり』
相手を完全に打ち負かすよりも、相手を屈服させ、味方に引き込むことの方が、ずっと難しくて、だからこそずっと意義のあることなのよ」

生子「分かった?」
ゆき「分かりました! 僕も追い詰めないように頑張ります!」
生子「……」
ゆき「?」
生子「逆でしょ? あなたの場合」
ゆき「??」
生子「追い詰められないように頑張る方でしょ? そっちサイドでしょ?」
ゆき「……」
生子「追い詰められないようにするにはね、とにかくもうひたすら謝り倒して相手の批判から瞬時に逃げられるようにするのが……」

あぁ、何だか、いまこの瞬間すでに〝追い詰められている〟気がする。
心から切なくなりつつも、僕の心の中に、その感覚が染みていった。

◆ ゆうきの出るまとめ ◆

> いやー残念！
> 完全勝利とはいかなかったなー
>
> キミ強いね
>
> は腹立つ…!!

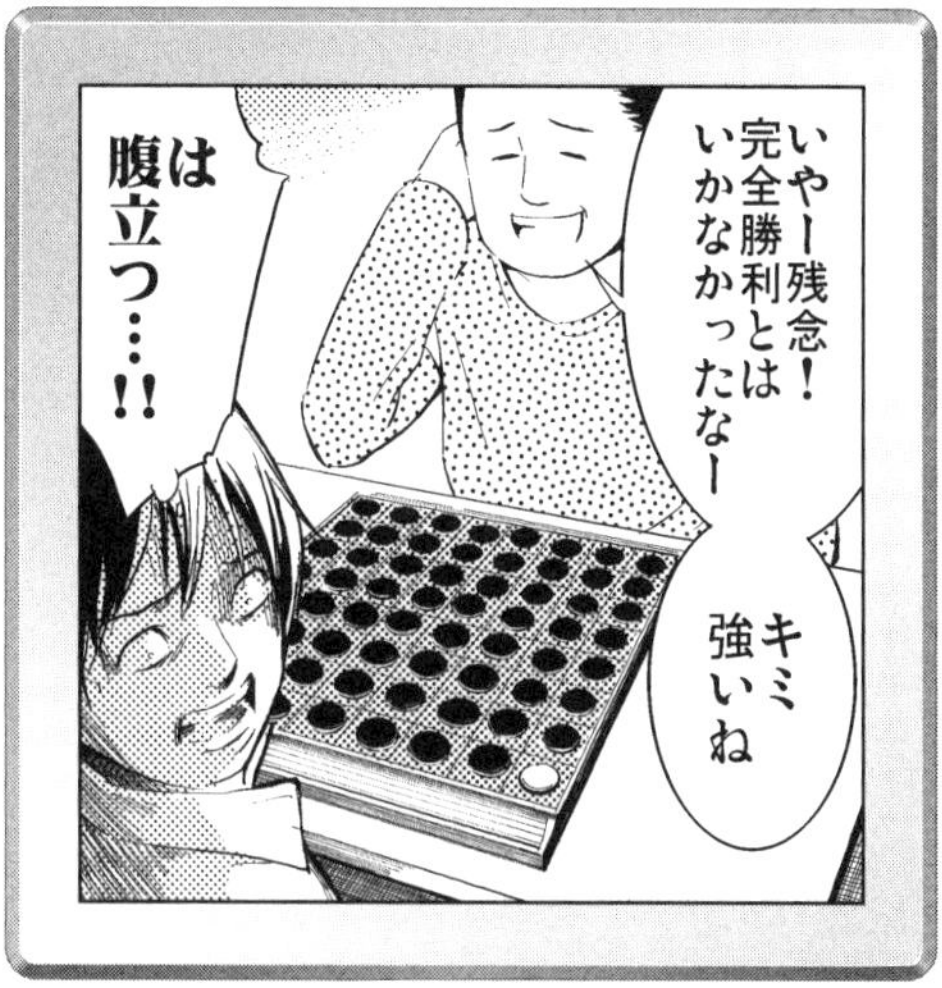

53 男性は常に「他の男性に比べて劣っていないか」ということを考えてしまうもの！

54 ゲームなどでは、とにかく「完全勝利」は避け、対戦相手にストレスを与えないことが大切！

55 勝てる勝負などでも、最後の一回は相手に譲ってあげるのも大切なポイント！

56 ビジネスでも、相手を追い詰め過ぎず、逃げ道を残しておいて味方にするよう心がけること！

ココロの処方箋
メソッド
16

「夢」が実現しない人へのメッセージ

生子　「そして」

その日先生は、最後に残ったカードを僕に示した。

生子　「今日のこれが、最後ね」

そこには、こう書いてあった。

「自分のこの性格を、どうしても変えたい」

生子「……」

ゆき「……」

生子「じゃ、最後はこんな話をしましょう」

結局はモテたいんでしょ？

生子「あなたは、どうして男や女が、ジムに行くか、分かる？」

ゆき「は？」

その日の先生は、いつになく真面目な顔をして、こう言った。

ゆき「じ、ジムですか？」

生子「ええ。ジムだったりエステだったり」

ゆき「何で、ですか？」

生子「モテたいからよ」

ゆき「言い切りましたか」

生子「言い切ったわ」

ゆき「本当にそう思いますか？」
生子「えぇ、思う」
ゆき「……」

すると、先生は続けた。

生子「たとえばあなたに聞くわ。
A　顔も美形。成績もいい。引き締まった肉体。しかし女にぜんぜんモテない
B　顔も微妙。成績も悪い。体はぷよぷよ。しかし女にはなぜかモテモテ
あなたは、どっちの人生の方がいい？」
ゆき「うっ」
生子「言うまでもなく、Bよね？」
ゆき「そう思います……」
生子「もちろん私だって、間違いなくBを選ぶわ。もし妖精が現れて、『あなたの外見すべてを犠牲にするかわりに、一生男性にモテモテな人生を』と提案してきたら、もちろんのごとく、私はそれを選ぶわ」
ゆき「……」

ていうか、なんで急にメルヘンチックな設定が。

僕はそう思ったが、あえてツッコむのをやめておいた。

自分でふさいだりしないで

生子「これは女でも同じはずよ。

A　顔も美形。成績もいい。均整とれた肉体。でも男にまったく相手にされない

B　顔も成績も悪い。体はぷよぷよ。でも男たちにはこれ以上ないほど愛される

この質問に、大半の女はBを選ぶはずよ」

ゆき「そう……でしょうね……」

生子「まぁ、私なら、自信満々『どっちでも大丈夫』と言うと思うけど」

ゆき「……想定内のお答えでしたね」

生子「えぇ」

ゆき「……」

生子「いずれにしても、ごく一部の人間を除いて、大抵の人間は、異性にモテるために自分を鍛えて、自分を磨くわ」

ゆき「……」

生子「いや、もちろんこの話を聞いてあなたが『いや！　自分はそんなことはまったくない！』というのなら、それはそれでイイでしょう。

でも、もし心の奥底に、『確かに、自分にはモテたいという気持ちがある……！』と思うのなら、ここから先の話を、気合い入れて聞いて」

ゆき「……」

生子「また、もちろん『夢のためにいまこれをやっている』という人間もいるでしょう。それだって、ここから先の話は、同じことなのよ」

ゆき「は、はい……。何ですか？」

生子「**人間は、『手段』を実行しているだけで、『目的』を忘れてしまうことが、多々ある**わ」

ゆき「……！」

生子「ハッキリ言いましょう。どんなに体がマッチョだろうが、年を取っても若々しいビジュアルだろうが、スリムだろうが、顔が良かろうが、異性には見向きもされない人間は、たくさんいるの。どんなにいろいろと揃っていても、夢が達成できない人間だって、いくらでもいるのよ。でも人はいつの間にか、

『それがクリアされないと、モテないんだ……！』

『これができないと、夢がかなわないんだ……!』なんて思ってしまうことがあるわ。でもそれは〝逃げ〟に過ぎないのよ」

ゆき「に、逃げ、ですか?」

生子「そう。たとえば**異性にモテるために、一番大切なのは、ただ『異性に近づくこと』。夢を達成したければ、一番は『行動すること』**。ただ、それだけよ。もちろん、体を鍛えたり、美しくなれば、モテる確率は上がるでしょう。でもそれは、ルーレットの確率が、せいぜい1割増しになるくらいなモンよ。その間に、ルーレットを回した回数が多い人間の方が、ずっと当たる可能性は高くなるのよ」

ゆき「なるほど……」

生子「結局は、『これを越えないとダメなんだ』というハードルで、自分の目をふさいでいるの。そしてそれを通して、自分が行動しない理由をつくっているに過ぎないのよ」

ゆき「……!!」

変えようとしても、ダメ

生子「これは、『性格』も同じことよ」

ゆき「性格、ですか?」

生子　「えぇ。『私は性格が悪い』『性格を変えないといけない』『もっと積極的にならないとダメなんだ……』私はこれまでそんな悩みを、それこそ何万回と聞いてきたわ。ネットで検索すれば、そんな悩みは、そこらじゅうにあふれているでしょう」

ゆき　「そうですね」

生子　「でもそれは、ダイエットやジムやエステと同じなのよ」

ゆき　「……？」

生子　「前にも言ったかもしれないけど、**性格を完全に変えるなんて、不可能**よ！」

ゆき　「……!?」

生子　「性格というのは、ある出来事に対応したときに、その人間がどう反応するか、ということ、そのものよ。たとえば美女が目の前に現れたとするわ。私は瞬時に声をかけるけど、あなたはまず、どうすべきか迷うでしょう」

ゆき　「……そ、その通りです……」

生子　「これこそが、二人の『性格の差』よ。じゃあ、この性格は、どうやって決まっているか、分かるかしら？」

ゆき　「性格を司るのは……。確か、『遺伝』と『経験』でしょうか？」

生子　「そう！　その通りよ。まずは生まれもっての性質があるわ。そしてもう一つ大切なのは、経験。どんなに剛胆な親の子供でも、生まれてから失敗続き、何をやっても叱られる……。こんな育ち方では、どんどん内気になっていくはずよ」

ゆき 「そうですね……」

生子 「ちなみにあなたの性格は、遺伝かしら。経験かしら」

たぶん、両方。
僕は心の底からそう思った。

いいから、走って

生子 「……いずれにしても、すなわち性格を変えようと思うなら、この二つの要素からアプローチするしかないわ。でも、当然のごとく、遺伝子を変えるのは不可能よ。また経験も、同じようなものよ。とにかくいままでの人生すべてが、経験なのだから、その性格を変えようと思うのなら、それこそこれまでと同じだけの経験を積む必要があるはずよ。あなたが20歳なら、あと20年間。あなたが30歳なら、あと30年間、とね」

ゆき 「……」

生子 「そうなると、もうただ『性格を変えるだけの人生』になってしまうわ」

ゆき「確かに……」

生子「一生かけて、リセットボタンを押すだけの人生、みたいなものね」

そのたとえは、ちょっと。

生子「いずれにしても、**性格を完全に変えようとするなんて、ムダな行為**なのよ」

ゆき「……」

生子「でも、ここで思い出して。あなたがいまの性格がダメと思うのなら、こう質問しましょう。この二つのうち、あなたはどちらがいいかしら?

A　性格は自分の望んだ通りに変われる。でも異性にはモテず、夢もかなわず、失敗だけの人生

B　性格はいまのままで、ダメ。でも異性にはモテモテで、夢もかない、成功できる人生

さぁ、どっち?」

ゆき「……」

生子「……」

ゆき「なんだか、『幸運を呼ぶアクセサリー』の広告文みたいですよね……」

生子「いいから答えて!」

ゆき「やっぱり……。Bです……」

生子「そうね。私もそうよ。結局、性格なんて、『手段』に過ぎないの。もちろん、性格が良かったり、積極性があったりすれば、成功したりモテたりする確率は上がるかもしれないわ。でももちろん、積極性があっても、性格が良くても、失敗する人間はたくさんいる。ここから先は、恋だろうと仕事だろうとすべて同じよ。性格が良くないと。積極性を持たないと。自分の気持ちを変えないと。そんな風に思ってる人間は、結局は単に言いわけを話しているに過ぎないの。

100メートル走のコースで、一人で勝手にたくさんハードルを置いて、『このハードルを越えないと、ゴールできないんだ……』と話しているのと、まったく変わらないのよ」

ゆき「な、なるほどぉ……」

生子「いいから走って。私が言いたいのは、ただそれだけよ」

ゆき「！」

生子先生は、さらに続けた。

とにかく、ただ動いて

生子「たとえばさっき話したように、私はイケメンを見つけたら、瞬時に声をかける。これは一見、素晴らしいことのように思えるかもしれない」

ゆき「は、はい……」

生子「でも相手にしてみれば、『信用できない』『軽い』と思われることだってあるわ」

ゆき「……」

生子「でもあなたのように迷ってしまう人間が、やっとのことで声をかけたりしたら」

ゆき「……!」

生子「『何こいつ、キモい!』と言われる可能性もあるわね」

いや、どうしてそこでそんなオチに。

生子「まぁ、もちろんそうなることもあるけど、ただ、『それだけ私のことを大切に考えて、思い切って行動してくれたんだ……』と思う女だって、0じゃないわ」

あの、なるべくなら、最初から、そう言って欲しかった。

生子「いずれにしても、とにかく**大切なのは、ただ動くこと**だけよ」

ゆき「……」

生子「『どうしてもこうでなきゃいけない』なんてことは、ないはずよ。たとえば目の前の女に声をかけられないのなら、とにかく他の、出会いのある場所に行ってもいい。好きな男にフラれたのなら、同じくらいのイイ男を探してもいい。積極性がなくて、いま行動できないなら、その時間を使って、『他の方法』を考えるのよ」

ゆき「た、確かに……」

生子「『若さ』なんて、その最たるものよ。若さを失うことは、恐い？　シワが増えたり、体力が衰えたりするのは、つらい？　でもそれも、同じことなのよ。どんなに若くても、不幸せだったら、しょうがない。あなたは、若さが欲しいんじゃない。ただ本当は、『幸せ』が欲しいのよ。それを勝手に、『若さ』のせいにしているだけなのよ。そのことを忘れないで」

ゆき「……」

生子「すべては、あなたが勝手に作ったハードルなのよ。『幸せ』になりたければ、『夢』を叶えたければ、性格なんて、変えなくてもいい。その女でなくてもいい。その男でなくてもいい。若くなくてもいい。必ずしもいま、その仕事に就かなくても構わない。もちろん金をそこまで稼げなくったっていい。『●●しなきゃダメ』なんてのは、あなたが一人、自己陶酔に浸っているだけ。それ以外のことへの思考をマヒさせる、甘い甘い考えに過ぎないのよ」

ゆき「……!!」

生子「いい？」

ゆき「は、はい」

生子「そんなものがなくても、いいのよ」

生子先生のその言葉は、僕の心の中に、静かに染みわたっていった。

そして、なぜか先生がいつもよりかなり熱く語っているのが、ちょっと気になった。

ゆうきの出るまとめ

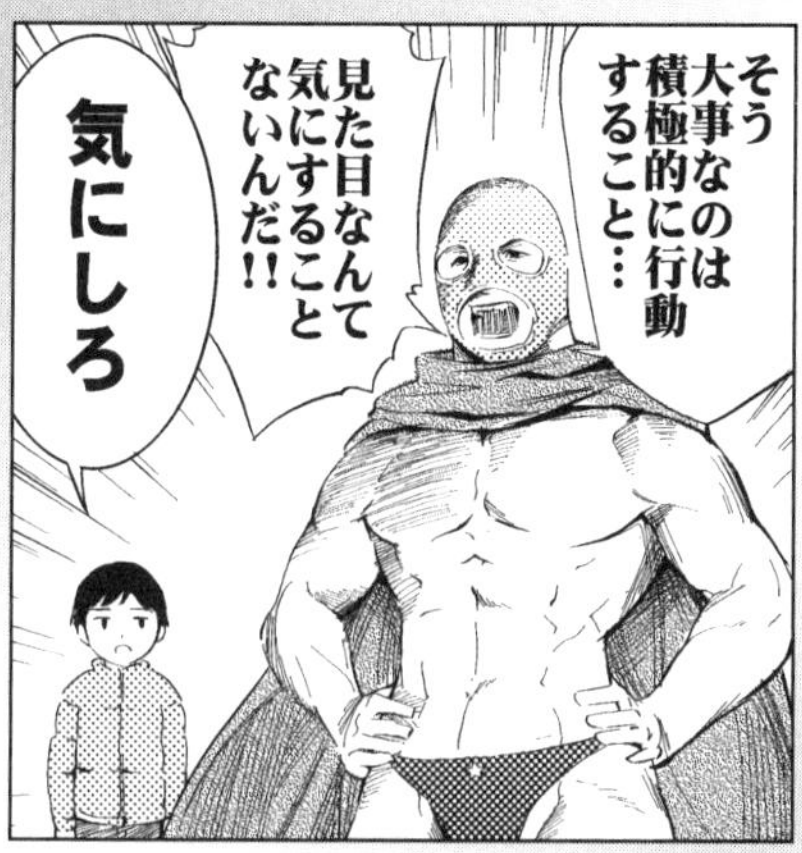
そう
大事なのは
積極的に行動
すること…
見た目なんて
気にすることと
ないんだ!!
気にしろ

57 人は「手段」ばかり実行してしまい「目的」を忘れてしまうことがよくある生き物である!

58 「性格」は遺伝と経験によって決まるもの。よって、これを完全に変えるのは不可能!

59 モテない、うまく行かないのを「性格」や「見た目」などの自分でつくったハードルのせいにしてはいけない!

60 大切なことは、意中の人や夢に対して、素直にただ「行動」してゆくこと!

❖ 気持ちい〜いコラム11 ❖

たとえば、どれだけモテるか、というのには公式があります。

それこそが、「モテ度 ＝ 「本人の質」 × 「周囲の異性の数」 の2乗」 です。

言うまでもありませんが、たとえどんなに美形の男性・女性であっても、周囲に同性しかいなかったら、モテるわけがありません。それこそ無人島に一人で暮らしていたら、誰にもモテません。ビジュアルや話術なんて、何の意味もないでしょう。

実際、たくさんの人が目にするほど、「その人を好きになる人」 は増えます。単純に確率の問題です。

多くの人が 「あの人、面白い！　好き！」 となれば、「みんながそういうなら、そうなのかな？」 と思いこむ人も増えます。

また 「多くの人が好きと言ってる人と付き合える」 ことで優越感を抱くこともできるでしょう。

すなわち 「周囲の異性の数」 は、相乗効果。まさに2乗されるレベルで、本人がモテていくわけです。

ですので、「いかに自分を磨くか」 などの努力は、「本人の質」 をアップする行動に過ぎません。

ダイエットも、ファッションも同じです。

それよりずっと効率を良くしたいのなら、とにかく「出会う人の数を多くする」ことです。そういう意味では、出会い系パーティだろうが、ネットだろうが、僕は悪いことではないと思います。

どんな形であっても、とにかく会う相手をどんどん増やすこと。

より人が集まるところに行く。それこそがとにかく重要なモテる方法なのです。


もちろん、それすらも面倒であれば、ただ単に、

「いままでならメールをしなかった相手に、一本だけメールをしておく」というのでもOK。本当にシンプルですが、それも出会いを広げる方法です。

その人が新しい相手を紹介してくれる可能性もありますし、また「異性とメールができている」という自信から、普段の生活でも出会いを広げやすくなるはずです。


とにかく「モテるために運動！　ダイエット！」と思うより先に、とにかくたった一本のメール。

それだけでも人は大きく変わっていくんですよ。

覚えておいてくださいね。

◆エピローグ◆

診療に使うカードは、すべて無くなった。
確かに、僕の中の悩みすべてに、答えは出た。
でも次の日、僕は気が付くと、同じ場所に向かっていた。

しかし、いままでクリニックがあった部屋のドアにはカギがかかっており「新宿の妹」の看板も、それまであった場所から消えていた。

突然のことに驚き、ドアノブを何度も回し、ガラスを叩く。
それでも、返事はない。
ノブを何度も回しているうちに、ドアに手紙が挟んであったのに気が付いた。

……?

僕は急いでそれを手に取ると、すぐに開いた。
そこには、こう書いてあった。

「お兄ちゃんへ」

まだ律儀にあの設定を守ってたんだ。

僕は心からそう思った。

「お兄ちゃんに、告白しなければいけないことがあります」

何だろう？　その言葉に僕はドキッとする。

手紙には続いて、こう書いてあった。

「私は、お兄ちゃんの、本当の妹ではありません」

知ってたから、思い切り。

分かりきってたから。

そんな思いに関係なく、文は続く。

「それにいろいろと金銭的な事情があって、こちらはたたもうと思います」

金銭的な事情って。

やっぱり、こんなことしてるから、潰れちゃったんだ。
僕は心の奥底からそうツッこんだ。

「いままで、お兄ちゃんの悩みについて、解決方法をすべて示してきました。この知識さえあれば、いかに情けなくて打たれ弱〜いお兄ちゃんでも、たいていのことは対処できると思います。」

ひどい言われ様だ。
しかし、思い返してみれば、ここに通い始めて、いろいろなことを教えてもらった。
そして日々の生活も少しずつ変わってきたように思える。

「最後に、大切なのはお兄ちゃんの勇気です。どんなに打たれても、怒られても、ショックなことがあっても……。お兄ちゃんがそれでも止まらず、進み続けてさえいるなら、それはお兄ちゃんの勝ちです。」

……。

一つひとつの言葉が、心に刺さる。

大切なのは、止まらないこと。

「何があっても、私はお兄ちゃんのことを応援しています――堂道　生子《いきるこ》」

最後の名前の部分に、「いきるこ」と読み仮名が振ってあった。

生きる、子だったのか……。

何だか、ゴロは悪い。

でもゴロが悪くても、とにかく「生きる」という意味合いがまっすぐ感じられた。

また「お兄ちゃん」という言葉の違和感はあったが、彼女の気持ちがとても嬉しかった。

できることなら、また会いたい。

僕はそう思いながら、もう一度だけ、ドアを叩いた。

やはり、返事はなかった。


あれから、一年が経った。

あのころに比べたら、いや、悩みがまったくないとは言えないけど、ずいぶんマシになったように思える。

つらいことはたくさんあったが、僕はいま、変わらずこうして仕事を続けている。
小さいながらも、将来やりたいことも見つかった。

あれ以来、あの場所に、足を運ぶことはなかった。
でも、たった一回。たった一度でいいから、彼女にお礼を言いたい。
あなたがいたから、いまの僕がいる。
そのことだけを、ただ伝えたい。

その思いからか、気が付くと僕は1年ぶりに、新宿を歩いていた。
しかし、あまり意味はないだろう。
彼女に会えるはずなんて、ない。

だって「新宿の妹」なんて開いて失敗しちゃった彼女が、懲りずにここで……。
そう思った瞬間、目の前にこんな看板が飛び込んできた。

「『新宿の兄嫁』はこちら」


僕は脊髄反射的に、その矢印の方向に走った。

矢印の先にある雑居ビルの一室から、こんなやり取りが聞こえてきた。


「先生、だいたい『兄嫁』って何なんですか？　百歩譲って、姉なら分かりますよ、妹の逆で！」

「もうもう、分かってないわねあなた！　いまの最先端は、妹よりも、頼りがいのある、お姉さま！　さらに兄嫁というのがこのクリニックのポイントなのよ！」

「だから何でですか!?」

「だって血がつながってると、いろいろと問題があるでしょ？」

「兄の嫁も、かなりいろいろ問題があると思いますけど……」

「大丈夫よ！　私が間違ったこと、ある？」

「あったから、前のは潰れたんですよね……？」

「まぁまぁ、万が一そうなっても『とにかく進み続けることが大切』よ。患者にも散々そう言ってきて効果もあるんだし、大丈夫よ……」

僕は思わず扉を開けて、その声の主を見た。
あのなつかしい顔が、そこにあった。
僕の言うべき言葉は、一つだけだった。

(完)

ゆうき ゆう

精神科医・心理研究家。

横浜の高校を卒業し、東京大学医学部に入学。卒業後、精神科医となる。精神医学・臨床心理学を応用した心理テクニックを中心としてサイト・メルマガを展開。メルマガ総読者数は世界中に16万人。サイトはのべ7,000万人が訪れる。また、メルマガ界のアカデミー賞とも言われる「メルマガ大賞」で、4年連続の総合優勝を受賞する。自らの臨床体験を基に、ストレスの解消法について研究を重ねている。趣味は将棋。「金将や銀将がいるなら銅将やアルミ将やマグネシウム将がいてもいいんじゃないか運動」を行うが、いまだに誰の賛同も得られない。心理学を応用し、世界を夢と希望と情熱とゆうきであふれさせることが夢。

著作は『相手の心を絶対その気にさせる心理術』(ソフトバンククリエイティブ)『精神科医ユウの女王日記』(インデックス・コミュニケーションズ)など多数。

Nanaブックス
0068

打たれ弱〜いビジネスマンのための
ゆうき式 ストレスクリニック

2008年2月23日　初版第1刷発行

著　者	ゆうきゆう
発行者	福西七重
発行所	株式会社ナナ・コーポレート・コミュニケーション

〒160-0022
東京都新宿区新宿1-26-6　新宿加藤ビルディング5F
TEL　03-5312-7473
FAX　03-5312-7476
URL　http://www.nana-cc.com
※Nanaブックスは(株)ナナ・コーポレート・コミュニケーションの出版ブランドです

印刷・製本	文唱堂印刷株式会社
デザイン	村橋雅之
イラスト	ソウ
編集	田中孝行
営業	石正裕一、古屋薫
販売	中嶋みゆき、張月華

©Yu Yuki 2008 Printed in Japan
ISBN 978-4-901491-75-4　C0034
落丁・乱丁本は、送料小社負担にてお取り替えいたします。